Vorwort

Wie kann eine Pflanze, die so alltäglich und in fast jedem Rasen zu finden ist, aber kaum Beachtung findet und von vielen als Unkraut geschmäht wird, eine solche Bandbreite von Heilkräften haben? Das habe ich mich bei der Recherche öfter gefragt und erkannt: »Das Gute liegt so nah.«
Löwenzahn gleicht die Mineralstoff- und Vitamindefizite aus, die unsere Zivilisationskost leider mit sich bringt. Zusätzlich hilft diese Heilpflanze, vorbeugend und als Arznei, bei vielerlei Beschwerden, sogar bei Diabetes und Krebs, zwei Geißeln der Menschheit. Diese unscheinbare »Wunderpflanze« bringt den Stoffwechsel auf Trab, stimuliert unser Immunsystem, bekämpft Viren und Bakterien, entgiftet sogar von Schwermetallen und schenkt uns Resilienz in bewegten Zeiten – sie stärkt unsere seelischen Abwehrkräfte.
Löwenzahn schenkt Löwenkräfte und wartet nur darauf, von uns gewürdigt und genutzt zu werden. Gehen Sie mit mir auf Forschungsreise, und erfahren Sie mehr über dieses einzigartige heimische Superfood!

Ihre Barbara Simonsohn

Inhalt

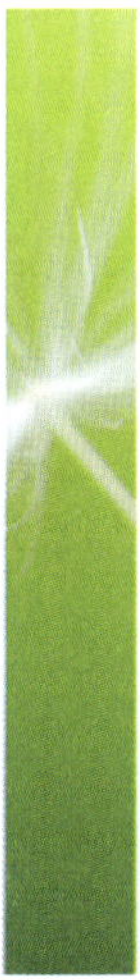

Löwenzahn – ein Hansdampf in allen Gassen 17

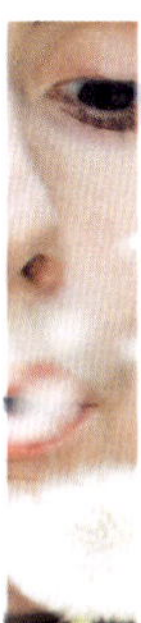

Löwenzahn als Heilpflanze 65

Barbara Simonsohn

LÖWENZAHN

Wunderkraut für Resilienz und Lebenskraft

Kompakt-Ratgeber

Haben Sie Fragen an den Verlag?
Anregungen zum Buch?
Erfahrungen, die Sie mit anderen teilen möchten?

Besuchen Sie unsere sozialen Netzwerke:
www.mankau-verlag.de/forum

mankau

Impressum

Bibliografische Information der Deutschen Nationalbibliothek
Die Deutsche Nationalbibliothek verzeichnet diese Publikation in der Deutschen Nationalbibliografie; detaillierte bibliografische Daten sind im Internet über http://dnb.d-nb.de abrufbar.

Barbara Simonsohn
Löwenzahn. Wunderkraut für Resilienz und Lebenskraft
Anwendungen und Rezepte für Stoffwechsel, Zellschutz, Hautgesundheit, Entgiftung und seelische Balance
Kompakt-Ratgeber
ISBN 978-3-86374-694-0
2. Aufl. Juli 2023 (1. Aufl. April 2023)

Mankau Verlag GmbH
D-82418 Murnau a. Staffelsee
Im Netz: www.mankau-verlag.de
Soziale Netzwerke: www.mankau-verlag.de/forum

Lektorat: Redaktionsbüro Julia Feldbaum, Augsburg
Endkorrektorat: Susanne Langer-Joffroy M. A., Germering
Cover/Umschlag: Guter Punkt GmbH & Co. KG, München
Layout: X-Design, München
Satz und Gestaltung: Lydia Kühn, Aix-en-Provence, Frankreich

Bildnachweis:
© **colourbox.de** 4, 5, 8, 16–17, 20, 33, 37, 64–65, 88, 131, 137
© **privat** 9; © **Cornelia Simonsohn** 146
© **stock.adobe.com** 7: ElenaEmiliya; 12: eflstudioart; 15: Stefan Werner; 23, 76, 123: Madeleine Steinbach; 24–25: Rita Priemer; 31: Swetlana Walll; 41: Calado; 49: Andrea Danti; 55: molekuul.be; 61: SciePro; 63: ekramar; 66: upixa; 69: Johanna Mühlbauer; 72: Andy; 81: Comugnero Silvana; 83: Tetiana; 90: eunmi; 97: 7activestudio; 102, 111, 117: andRiU; 105: Marcus Z-pics; 113: kazakovmaksim; 118: ausra; 121: Michelle; 127, 141: KashtykiNata; 138: Osterland; 140: schreiberVIS; 143: Fineblick; 145: Nadine Haase

Druck: Westermann Druck Zwickau GmbH, Zwickau/Sachsen

MIX
Papier aus verantwortungsvollen Quellen
FSC® C110508
www.fsc.org

Hinweis für die Leser:

Die Autorin hat bei der Erstellung dieses Buches Informationen und Ratschläge mit Sorgfalt recherchiert und geprüft, dennoch erfolgen alle Angaben ohne Gewähr. Verlag und Autorin können keinerlei Haftung für etwaige Schäden oder Nachteile übernehmen, die sich aus der praktischen Umsetzung der in diesem Buch vorgestellten Anwendungen ergeben. Bitte respektieren Sie die Grenzen der Selbstbehandlung, und suchen Sie bei Erkrankungen einen erfahrenen Arzt oder Heilpraktiker auf.

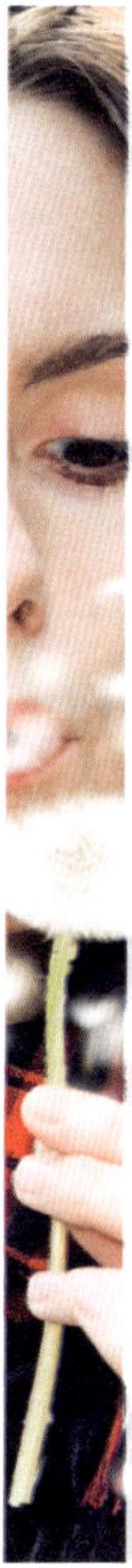

Einleitung

Während ich dies schreibe, mache ich Urlaub im Nordwesten der Insel Usedom. Weite Teile sind naturbelassen, überall gibt es Wildblumenwiesen statt Einheitsrasen. Wenn ich Löwenzahnblätter, Johanniskraut oder Brennnesseln sammle, um sie in meiner Ferienwohnung zu trocknen und in Einmachgläser zu füllen, fühle ich mich meiner Mutter und Großmutter verbunden, die beide pflanzen- und kräuterkundig waren. Aber nicht nur ihnen, sondern meinen Ahnen insgesamt. Millionen von Jahren waren wir auf die Schätze der Natur angewiesen, weil es keine Landwirtschaft und damit auch keine Feldfrüchte gab und wir auch noch keine Obstbäume veredelt hatten. Wir stellen uns die Menschen der Steinzeit vor, als hätten sie ständig Krisen und Notzeiten zu bewältigen gehabt. Was aber, wenn wir als Jäger und Sammler ein meist entspanntes Leben in Fülle geführt haben und auch im Winter wohlgenährt und gesund waren? Durchschnittlich nur sechs Stunden, so die Wissenschaft, brauchten die Menschen der Urzeit zur Sicherung ihrer Existenz, zum Sammeln, Jagen und Herstellen von Werkzeugen und Kleidung.

Wenn wir heute bei uns die 30-Stunden-Arbeitswoche forderten, würde man uns mit Sicherheit als realitätsferne Spinner betrachten. Die Menschen der heutigen Zeit wären außerdem mit dem Leben in und aus der Natur komplett überfordert.

Vielleicht liegt es an meiner Blutgruppe 0 – das war die erste Blutgruppe der Sammler und Jäger –, dass ich die Zeit in der Wildnis und beim Kräutersammeln und -konservieren als eine Gelegenheit zur tiefen Verbindung mit meiner Herkunft und meinen Vorfahren erlebe. Marianne Ruoff schreibt in ihrem Standardwerk »Löwenzahn und Löwenkraft«, dass wir mithilfe dieser Heilpflanze unsere Beziehung mit unseren Ahnen heilen können. Ich glaube, das können wir mit jeder essbaren oder nützlichen Heilpflanze. Das Glück, das ich beim Kräutersammeln erlebe, wäre sonst nicht erklärbar. Ich fühle mich verbunden mit der Natur und meinen Vorfahren jenseits von Zeit und Raum – und dadurch mit meiner eigenen Natur als Teil der großen. Wenn ich Kräuter erkenne und sammele, mache ich mich selbst »einheimisch«, wie die Wildnispädagogen sagen und es uns die indigenen

Jedes Kind kennt die gelben Blüten.

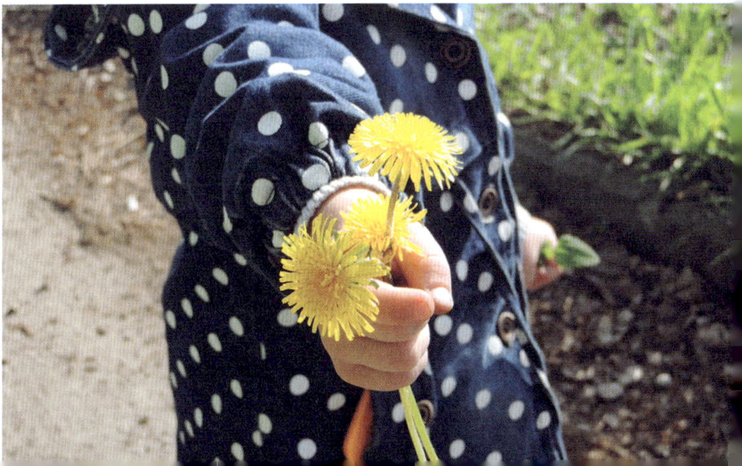

Völker zum Teil heute noch vorleben. Wir machen uns unsere eigene Heimat vertraut und erfahren auf einer tiefen Ebene, dass wir eins sind mit der Natur, ein Teil von ihr. Durch diese Aufmerksamkeit entsteht eine tiefe Bindung und damit Glück und Zufriedenheit.

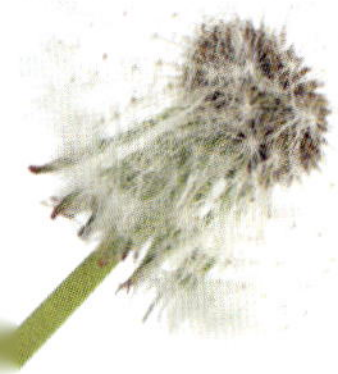

Im Englischen sagt man »familiarity breeds contempt«, also: Allzu Vertrautes erntet Verachtung.

Weil jedes Kind die Löwenzahnpflanze kennt und selbst mein zweijähriger Enkel stundenlang die Samen der Pusteblume in alle Winde bläst, wird sie von den meisten geringgeschätzt, fälschlicherweise als Unkraut, nicht als Heilpflanze betrachtet und daher bekämpft statt geliebt und wertgeschätzt. Das sollten wir schleunigst ändern, denn der Löwenzahn vertreibt die Frühjahrsmüdigkeit und steht uns als gesundes und vitaminreiches Wildgemüse das ganze Jahr über zur Verfügung. Der Kulturanthropologe und Ethnobotaniker Wolf-Dieter Storl weiß: »Was ihre Heilkraft betrifft, ist sie ein Riese.«[1]

Dieses Buch lädt Sie ein zu einem Dialog von Pflanzen- zu Menschenseele. Durch uns nimmt sich die Natur wahr. Nur was man liebt, versteht man. George Washington Carver, »Pflanzendoktor« in den USA, betrachtete alle Pflanzen als Geschenke Gottes für uns Menschen und sagte einmal: »Pflanzen werden zu dir sprechen und dir ihre Geheimnisse verraten – vorausgesetzt, du liebst sie genug.«[2]

Interview mit der Chlorophyll-Expertin und Buchautorin Halima Neumann

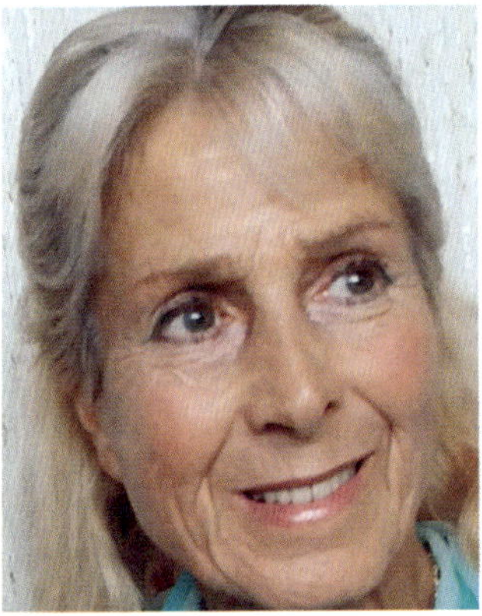

Mit Halima Neumann hatte ich erstmals Kontakt, als ich für mein Papayabuch recherchierte. Sie hatte ihren Gebärmutter- und Magenkrebs vor mehr als 40 Jahren auf Hawaii mit Gerstengrassaft, Spirulina und grüner Papaya geheilt und ein Jahr lang nichts anderes gegessen. Sie ist Expertin für Grünes und hat darüber ihr Buch »Grüne Lebenselixiere« geschrieben.

Halima, du bist Expertin für grüne Lebensmittel und der Meinung, sie hätten dir vielleicht vor vielen Jahren das Leben gerettet. Warum ist Chlorophyllhaltiges so wichtig für unsere Gesundheit?

Chlorophyll wirkt entzündungshemmend und gegen pathogene Keime zum Beispiel im Darm. Es hilft, die Darmflora wieder zu regenerieren. In der Mitte des Chlorophyllatoms befindet sich ein Magnesiummolekül. Dieses Magnesium in grünen Lebensmitteln ist sehr wichtig zum Einbau von Calcium in Knochen und Zähne, Haare und Fingernägel. In Milchprodukten ist viel zu wenig

Magnesium vorhanden. Auch das Molybdän in Wildkräutern, Gerstengrassaft und Spirulina hilft, Calcium in die Knochen einzulagern und uns vor Osteoporose und Zahnverfall zu schützen.

Was zeichnet Chlorophyll weiter gesundheitlich aus?
In allen dunkelgrünen Lebensmitteln, also auch im Löwenzahn, befinden sich Isoflavonoide, eine Untergruppe der Flavonoide – das sind Pflanzenbegleitstoffe. Diese Isoflavonoide sind, ähnlich wie das OPC aus Traubenkernen, wichtig zur Aufnahme und längeren Bereitstellung von Vitamin C im Körper. Wir können Vitamin C ja nicht selbst herstellen und würden sonst etwa alle vier Stunden das aufgenommene Vitamin C über den Urin ausscheiden. So bleibt es länger im Körper und kann dort seine gute Wirkung zum Beispiel zum Schutz von Vitamin E und als Radikalenfänger entfalten.

Warum ist es so wichtig, sich ausreichend mit Antioxidantien wie Chlorophyll als Radikalenfänger zu versorgen?
Schädliche freie Radikale entstehen verstärkt durch Umweltgifte und chronischen Stress wie jetzt zum Beispiel während der lange andauernden Coronazeit. Chlorophyll hilft, freie Radikale zu neutralisieren, sodass es nicht zu verfrühter Zellalterung kommt. Wer tagsüber viel Stress hatte, sollte abends unbedingt etwas Grünes essen oder einen Grünsaft trinken.

Die Leber ist ja zunehmend belastet, überlastet und bei vielen Erwachsenen deshalb schon vergrößert. Immer mehr Menschen haben eine nicht-alkoholische Fettleber. Wie helfen chlorophyllhaltige Lebensmittel diesem wichtigen Organ?
Chlorophyllhaltige Lebensmittel entgiften den Körper sogar von Schwermetallen, sie senken einen zu hohen Cholesterinspiegel und können eine Fettleber wieder regenerieren. Außer dunkelgrünem Blattgrün von Wildkräutern empfehle ich dazu auch Säfte aus Spirulinapulver. Als Entgiftungsmittel haben grüne Lebensmittel und Säfte daraus einen hervorragenden therapeutischen Wert. Sie entgiften den Körper von Toxinen, die während des Stoffwechsels aufgrund von falschen Lebensmittelkombinationen und oxidierten ranzigen Fetten entstehen, und befreien ihn sogar von Parasiten.

In Wildkräutern wie Löwenzahn und Brennnesseln ist ja viel Folsäure oder Folat enthalten. Warum ist dieses Vitamin so wichtig?
Folsäure ist wie Vitamin C nicht hitzebeständig und daher über 50 °C nicht mehr wirksam. Schon Kinder und Jugendliche beiderlei Geschlechts leiden unter Folsäuremangel, menstruierende Frauen noch gravierender. Eine ausreichende Versorgung mit Folsäure ist nicht nur wichtig für Schwangere – für die normale Entwicklung des Ungeborenen –, sondern auch danach für eine ausreichende Milchbildung, aber natürlich auch für jeden

Mensch in jeder Lebenslage. Folsäuremangel kann sich negativ auf die Blutbildung und das Nervensystem auswirken. Daher brauchen wir dringend folsäurereiche Lebensmittel wie Wildkräuter und Grünsäfte aus Getreidegras oder Süßwasseralgen.

Du bist ja wie ich Expertin auf dem Gebiet des Säure-Basen-Gleichgewichts oder der Azidose-Therapie. Wie helfen da grüne Lebensmittel?
Frische grüne Lebensmittel und Säfte daraus sind aufgrund ihrer Konzentration von Mineralstoffen und Spurenelementen wichtig für unser Säure-Basen-Gleichgewicht. Jeder gekaufte Saft ist hingegen säurebildend. Heute sind die allermeisten Menschen, mehr als 90 Prozent, aufgrund einer säurelastigen Ernährung und

Ein gesundes Bund Wildkräuter

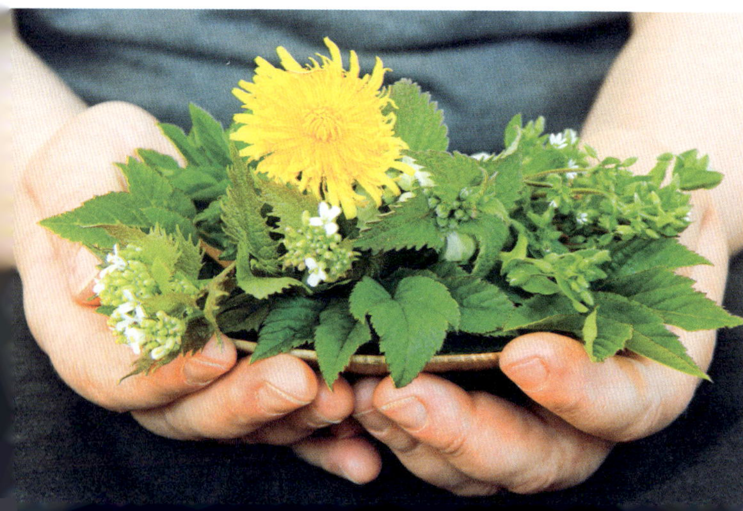

durch chronischen Stress sowie einen Mangel an Bewegung und Entspannung übersäuert. Damit ist den vielen Säurekrankheiten Tür und Tor geöffnet. Hier wirken Wildkräuter wie Löwenzahn, aber auch Gerstengrassaft und Spirulina ausgleichend, sie bringen uns zurück ins Gleichgewicht. Wer körperlich sauer ist, ist auch seelisch »sauer« und fühlt sich leicht gereizt, depressiv, aggressiv oder überfordert.

Liebe Halima, warum sind die Aminosäuren in grünen Lebensmitteln so wichtig für uns?

Aminosäuren sind die Bausteine für unseren Körper, für die Zellerneuerung und damit fürs Leben. In Eiweiß tierischen Ursprungs befindet sich zu viel Phosphorsäure. Sie behindert die Calciumaufnahme zum Beispiel in den Knochen. Tierisches Eiweiß hat nicht dieselbe Wertigkeit wie pflanzliches. Schon morgens sollte man für geistige Fitness einen Grün-Trunk zu sich nehmen – aus Wildkräutern wie Löwenzahn oder Grassaftpulver oder Spirulina. Darin finden sich nicht nur Aminosäuren, sondern auch Glutaminsäure als Turbokraftstoff fürs Gehirn.

Was kannst du zum Feinstofflichen in Wildkräutern sagen?

Nach Professor Fritz-Albert Popp enthalten Wildpflanzen das Zehnfache an Biophotonen-Speicherkapazität oder Ordnungskraft wie konventionell erzeugtes Gemüse und Obst und durchschnittlich noch das Doppelte zusätzlich wie Biogemüse und -obst. In diesem Zusammenhang empfehle ich, Smoothies nicht in Hochleistungsmixern mit hoher Umdrehungszahl herzustellen, sondern in normalen Mixern, und den Smoothie als Flüssignahrung gut zu kauen. Ich habe eine Untersuchung nach Professor Popp in Auftrag gegeben, wonach etwa 50 Prozent der Biophotonen-Speicherkapazität oder feinstoffliche Energie durch das Verarbeiten mit Hochleistungsmixern verloren geht.

Halima, was passt zu Löwenzahn und was nicht? Obst soll man ja immer vorweg essen, weil es den Magen am schnellsten passiert. Passt Löwenzahn zu Kohlenhydraten und auch zu Eiweiß?
Wildkräuter wie Löwenzahn oder Brennnesseln passen gut zu allem: zu Früchten, Kohlenhydraten, Eiweiß und Fetten. Man braucht sich also über die richtige Kombination von Lebensmitteln keine Gedanken zu machen!

Halima, letzte Frage: Wie isst du Wildkräuter am liebsten?
Ich liebe grüne chlorophyll- und vitaminreiche Mochos oder eine grüne pikant-würzige Creme, die zu allem passt, außer zu süßem Obst, und jede Speise aufwertet.

★

Zwei von Halimas Lieblingsrezepten finden Sie im Rezeptteil auf den Seiten 132 ff.

INFO

BORN TO BE WILD

Der Löwenzahn sticht aus den Wildkräutern durch seine enorme Stärke heraus. Noch mehr als andere strotzt er vor Widerstands- und Lebenskraft und schenkt uns die Eigenschaften eines Überlebenskünstlers. Um sich zu vermehren, kann er sich sogar klonen, sich also ohne geschlechtlichen Austausch fortpflanzen. Seine Wurzeln reichen bis zu zwei Meter ins Erdreich, und seine Samen sind leicht wie Baumwollflöckchen. Er ist ein Wesen der Gegensätze: Bei all seiner Leichtigkeit ist er tief geerdet. Vielleicht ist seine Botschaft: »Wenn wir gut verwurzelt sind, können uns Flügel wachsen.« Für mich ist der Löwenzahn die Pflanze der Transformation und Resilienz, unverwüstlich, unabhängig, ungezähmt und wild, auch mitten im Großstadtdschungel. »Born to be wild«, daran scheint er auch uns erinnern zu wollen – dass wir ursprünglich und eigenständig sind, viel mehr sind, als es die gesellschaftlichen Konventionen erwarten, in denen unsere freie Seele sich oft gefangen wähnt.

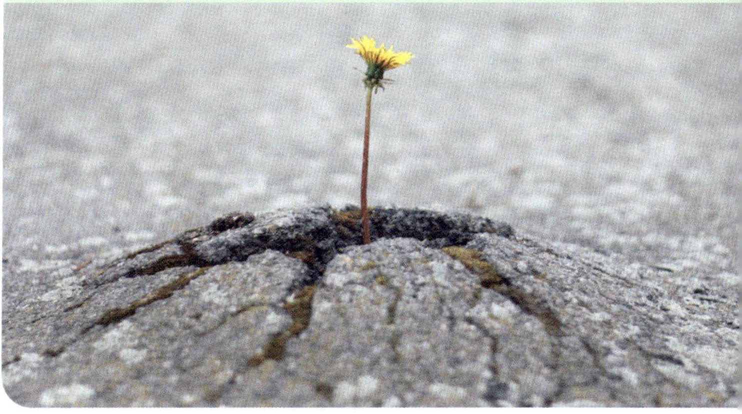

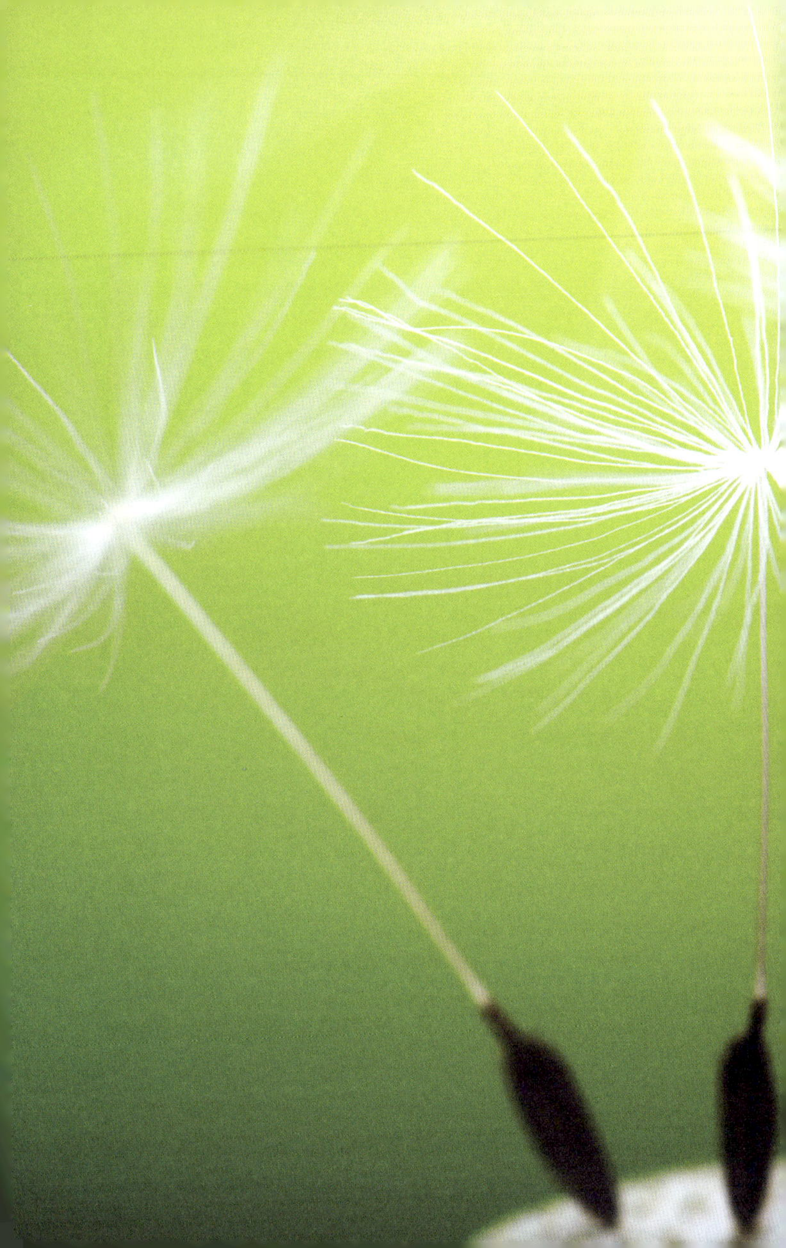

Löwenzahn – ein Hansdampf in allen Gassen

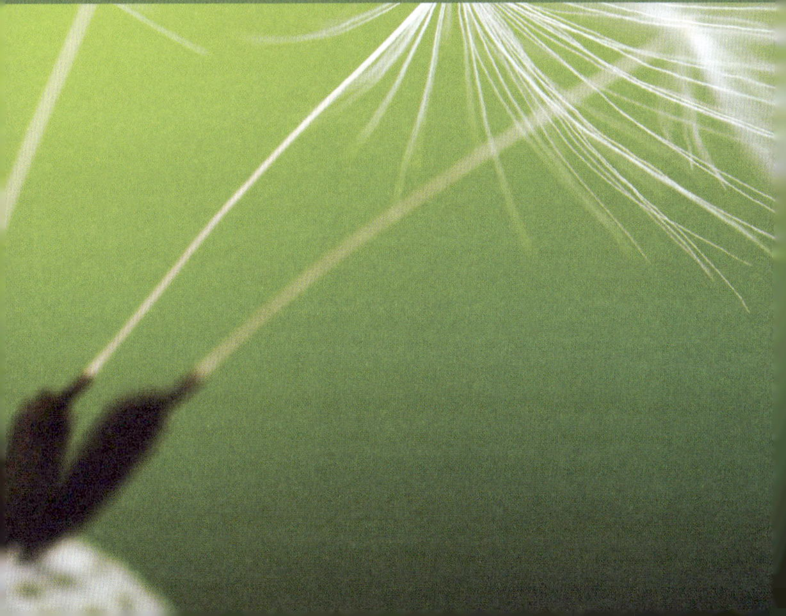

Verbreitung, Botanik und die Ernte der Pflanze

Fast könnte ich wetten, dass Sie im Rasen vor der Tür Löwenzahn finden. Wenn nicht: warum nicht mal eine Wildblumen-Insel stehen lassen?

Wo der Löwenzahn vorkommt

Der Löwenzahn hat im deutschsprachigen Raum mehr als 500 (!) Namen und stellt damit den Rekord unter den heilkräftigen Wildkräutern auf, sicherlich ein Zeichen von Wertschätzung.
Vermutlich stammt der Löwenzahn aus Zentralasien, von wo aus er sich über alle Erdteile auf der Nordhalbkugel verteilt hat. Auf der Südhalbkugel kommt er nur sporadisch vor. Bis zu einer Höhe von 2800 Metern, im Himalaya sogar bis 3800 Meter, ist er anzutreffen – als winzig kleine Rosette mit ganz tief eingekerbten »Löwenzähnen« und einer fast stiellosen Blüte. Der Löwenzahn wächst in Gebieten mit einer jährlichen Durchschnittstemperatur von 5 bis 26 °C. Er toleriert Niederschläge von 0,3 bis 2,7 Liter pro Quadratmeter und einen pH-Wert von 4,2 bis 8,3 – das heißt, er wächst in sauren wie auch in mineralstoffreichen Böden. An warmen Bachufern und stickstoffreichen Böden kann der Blütenstängel auch schon mal 50 Zentimeter lang werden, und

die Blätter wachsen kniehoch. Auf Trockenrasen bleibt die Pflanze wesentlich kleiner, und das »Löwengebiss« ist deutlicher zu sehen. Für überdüngte Böden ist der Löwenzahn ein Segen, weil er überschüssigen Stickstoff aufnimmt und verarbeitet und diese Böden letztlich wieder urbar macht.
In großen Mengen kommt der Löwenzahn auf nitratreichen, mit Gülle überdüngten Wiesen vor, was andere Pflanzen nicht vertragen. Als sogenannte Ruderalpflanze besiedelt der Löwenzahn schnell Brachflächen, Schutthalden und Mauerritzen und dringt manchmal sogar durch eine Asphaltdecke.

Wissenswertes über die Botanik

Der Name »Löwenzahn« deutet auf die gesägten Blätter hin, die an das Gebiss eines Löwen erinnern. Der gewöhnliche Löwenzahn gehört zur Familie der Korbblütler, wie auch Ringelblume, Kamille, Sonnenblume oder Gänseblümchen, und kommt in etwa 400 Arten vor, wovon in der Regel gleich mehrere auf einer Wiese nebeneinanderstehen. Sein lateinischer Name ist *Taraxacum officinale L.*, aber auch die Gattung *Leontodon L.*, zu der der Herbstlöwenzahn gehört, wird im Deutschen als Löwenzahn bezeichnet.
Der Löwenzahn ist eine krautige mehrjährige Pflanze, meist 10 bis 30 Zentimeter hoch, ein Zungenblütler und Tiefwurzler, der in all seinen Teilen einen weißen Milch-

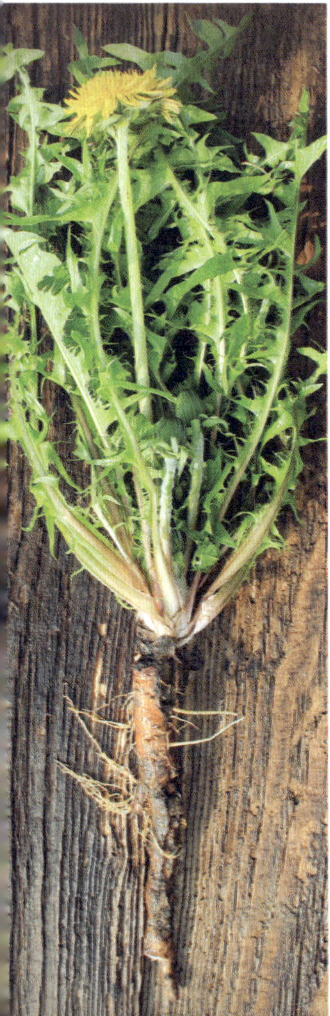

saft enthält. Nomen est omen: Die Löwenzahnblätter wachsen gegenständig. Die ellipsenförmigen oder schmal-lanzettlichen Blätter sind bis 30 Zentimeter lang und gezahnt bzw. tief eingeschnitten, auch schrotsägeförmig genannt. Einschnitte und Zähne sind von der Basis bis zu etwa zwei Dritteln ihrer Länge stark und weiter zur Blattspitze geringer ausgeprägt.
In der Mitte der schönen Rosette entstehen im zeitigen Frühjahr kleine, feste Knospen. Die geraden blattlosen Stängel sind hohl und nur leicht behaart. Wenn man sie abbricht oder ein Blatt abreißt, tritt ein bitterer weißer Saft aus. Dieser Saft ist nicht giftig, wie viele Mütter früher ihren Kindern erzählten, hinterlässt allerdings hartnäckige braune Flecken auf der Kleidung und Haut, weshalb diese Mär vielleicht in die Welt gesetzt wurde. Die Blütenstängel weisen zur Unterscheidung zu anderen Pflanzen keine Seitentriebe auf, sind also unverzweigt.

INFO

REIFEN AUS LÖWENZAHN?

Löwenzahn wurde bereits in den 1930er-Jahren in der Sowjetunion als Alternative zu Naturkautschuk verwendet. Anfang der 1940er-Jahre deckte der Russische Löwenzahn *Taraxacum koksaghyz* fast ein Drittel des sowjetischen Kautschukbedarfs ab. Erst seit einigen Jahren wird in Europa und Nordamerika an der Verwertung dieser Rohstoffpflanze geforscht. Der Russische Löwenzahn wäre eine mögliche Alternative zur Anpflanzung von Kautschukbäumen, denen der Regenwald geopfert wird, oder zur petrochemischen Erzeugung von Kautschuk. In Deutschland entwickelten die Fraunhofer-Institute und der Reifenhersteller Continental Reifen mit dem Urban TARAXAGUM® den ersten in Serie gefertigten Fahrradreifen aus Löwenzahnkautschuk. Schreitet die Entwicklung weiter so positiv voran, ist absehbar, dass in einigen Jahren auch Autoreifen aus Löwenzahn über die Straßen rollen.[3]

Jeder Stängel trägt ein einköpfiges Blütenkörbchen, das eine Scheinblüte darstellt und aus rund 300 schwefel- bis goldgelben Zungenblüten besteht und bis zu 5 Zentimeter im Durchmesser misst. Die Einzelblüten öffnen sich ringförmig von außen nach innen. Regnet es oder ist es sehr trocken und auch nachts schließt sich der Blütenstand, ja sogar bei Wolkenschatten. Nach drei bis fünf Tagen ist die Fruchtreife erreicht, die Hüllblätter öffnen sich, und die Fruchtknoten mit gestielten weißen Schirmchen – Pappus genannt – und den tonnenförmigen Samen oder Früchten (Schirmflieger) verbreiten sich durch den Wind oder pustende Kinder (»Pusteblume«).

Die Pflanze hat einen verzweigten Wurzelstock mit einer bis zu 1 Meter, selten bis zu 2 Meter langen Pfahlwurzel. Die Wurzel ist außen dunkelbraun bis schwarz. Nach einer Verletzung des Vegetationspunktes regeneriert sich die Pflanze aus der Wurzel und bildet dann meist mehrere Blattrosetten. Der Löwenzahn ist ein sogenannter Kurztagesblüher. Scheint die Sonne länger als zwölf Stunden, blüht er nicht mehr. Das ist der Grund, warum

INFO

WILDPFLANZEN GEGEN DIE ERNÄHRUNGSKRISE

Ich schreibe diese Zeilen im Sommer 2022. Es ist in den Medien viel von Ernährungskrise und Ernährungssicherheit die Rede. Das Bundesamt für Katastrophenschutz empfiehlt, sich für mindestens zwei Wochen mit haltbaren Lebensmitteln und pro Person und Tag mit 2 ½ Liter Wasser einzudecken. In meinen Augen ist die Kenntnis von essbaren Wildpflanzen wie Löwenzahn und Brennnessel ein wichtiger Beitrag zur Sicherung unserer Ernährungslage. Wildkräuter kann man sammeln und trocknen, Löwenzahnknospen einlegen wie Kapern oder Oliven. Wildpflanzen wie Löwenzahn enthalten etwa das Zehnfache an Vitalstoffen wie unser gezüchtetes Obst, Getreide und Gemüse, wie schon der Rohkost-Pionier Franz Konz auf seinen Seminaren und in seinem Wälzer »Der große Gesundheits-Konz« betont. Das Wissen um den Nährwert von wild wachsenden Pflanzen als Ernährungsgrundlage ist den meisten komplett verloren gegangen und wird in Kindergarten und Schule nicht vermittelt. Und auch die allermeisten Eltern haben davon keine Ahnung.

er im Sommer eine »Blühpause« einlegt, aber im frühen Herbst noch einmal blüht. Ich habe allerdings gerade Mitte Juli jede Menge blühenden Löwenzahn auf einem gemähten Deich auf Usedom gesehen und geerntet. Ausnahmen bestätigen offenbar diese Regel. Auch alle Teile des Herbstlöwenzahns sind essbar, und sicher sind seine Inhaltsstoffe ebenfalls heilkräftig, allerdings wurde der Herbstlöwenzahn noch nicht gründlich erforscht.

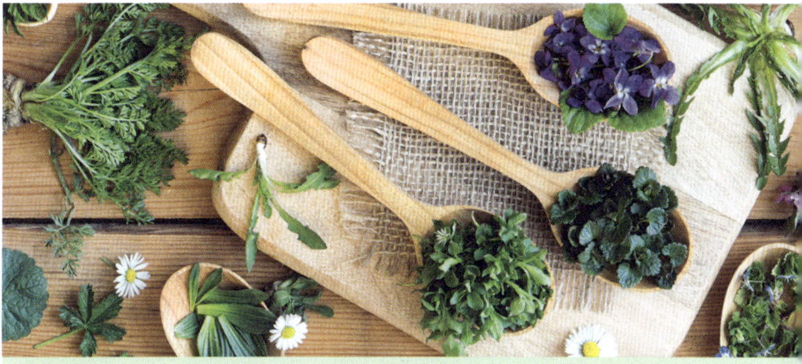

Es gibt »erst« seit etwa 12 000 Jahren die Landwirtschaft, vorher waren die Menschen Sammler und Jäger, und ihr Sammelgut und spärliche Jagderfolge ermöglichten ihnen das Überleben. Können wir denn an diese gute Tradition wieder anknüpfen und uns ein Stück autarkes Leben zurückerobern?

Ich habe eine Ausbildung als Wildnispädagogin gemacht, um mich in der Natur zurechtzufinden (Informationen dazu finden Sie im Adressteil auf Seite 150). Eine solche Ausbildung kann ich jedem als Krisenvorsorge sehr empfehlen. Unsere Zivilisation ist vielleicht fragiler, als Sie denken, das »Eis«, auf dem wir wandern, sehr brüchig und instabil.

Die Entwicklungsstufen der Blüte

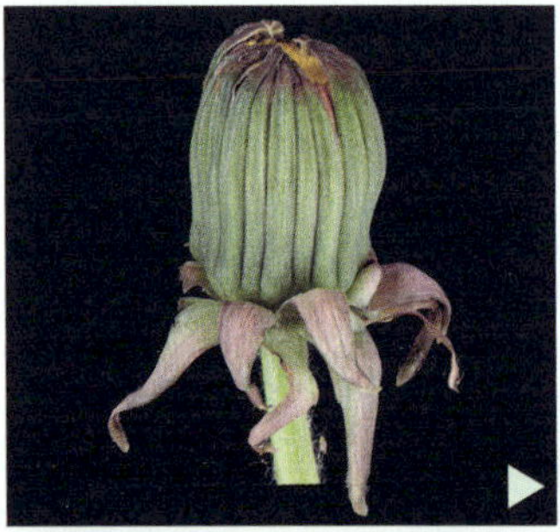

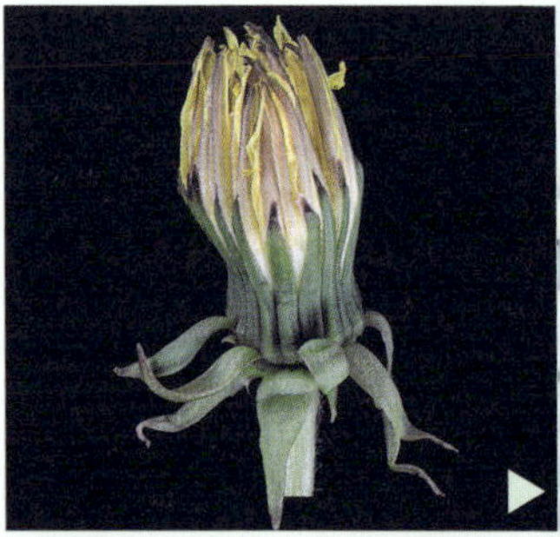

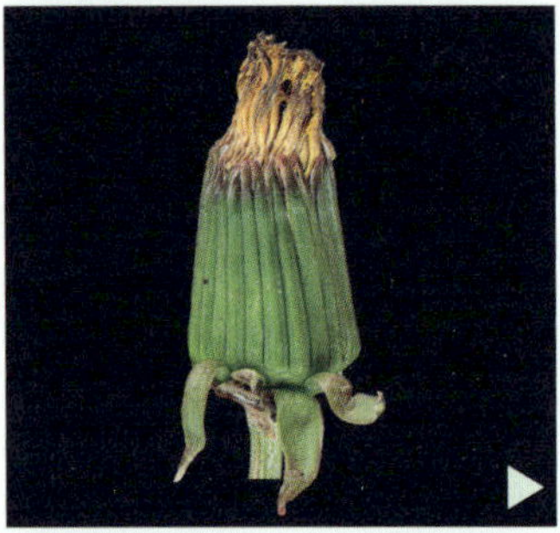

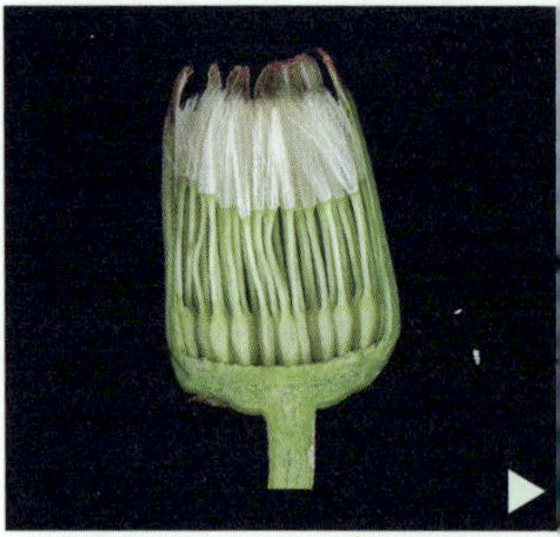

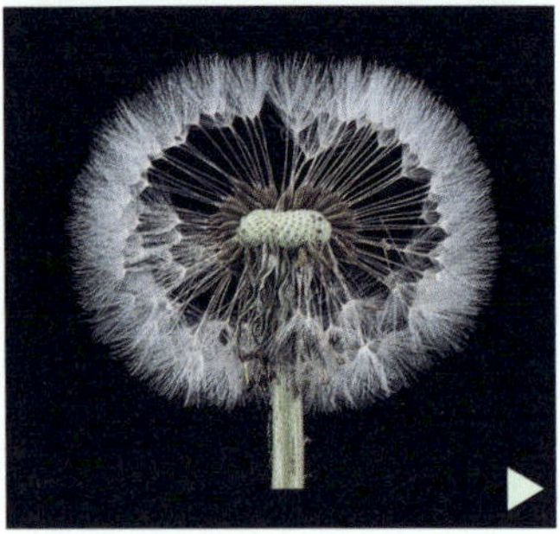

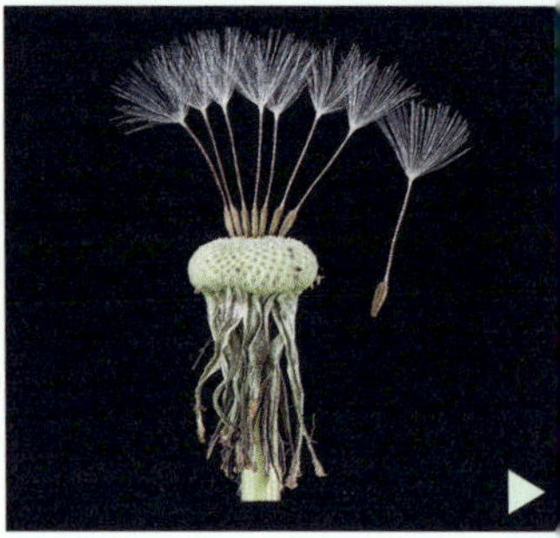

EXTRA

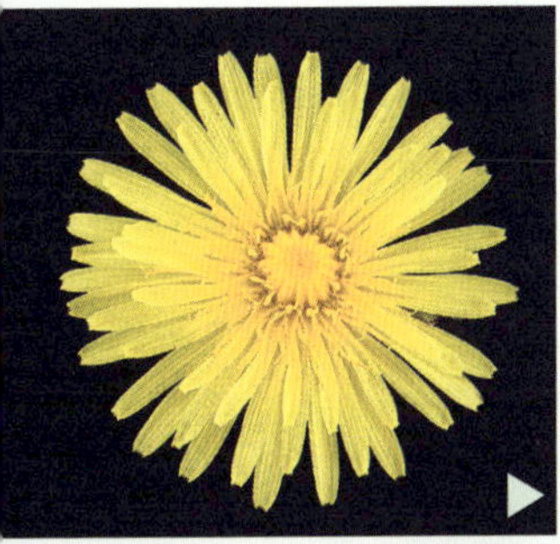

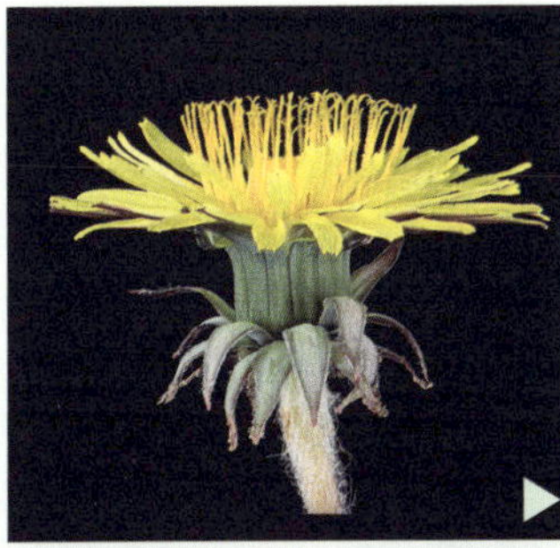

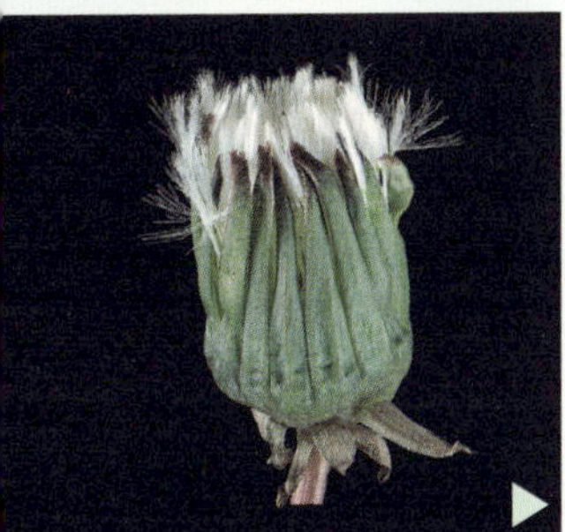

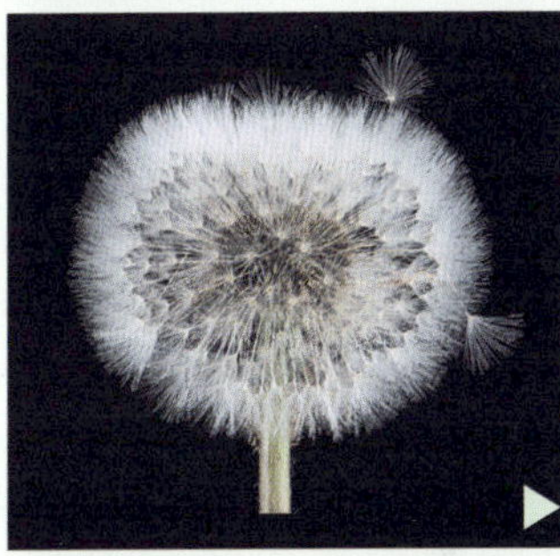

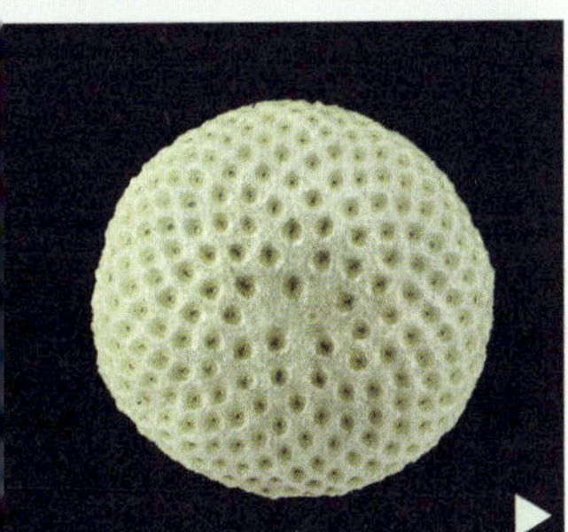

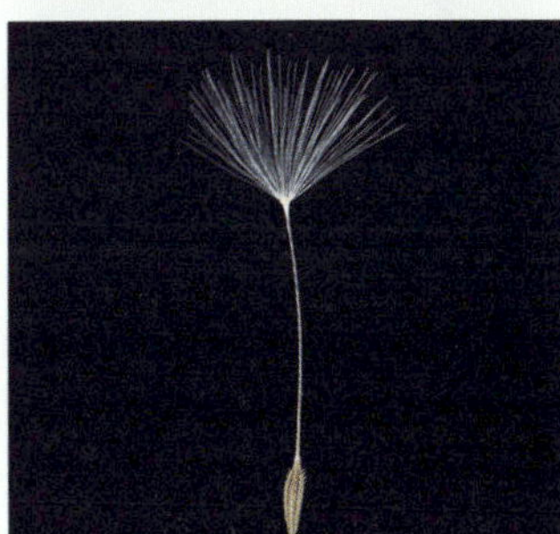

EXTRA

Löwenzahn sammeln und konservieren

Weil der Löwenzahn keine richtige Winterruhe kennt, können Sie Rosetten und Blätter rund ums Jahr ernten. Wenn Sie Blüten ernten wollen, sind April bis Juni und dann wieder August bis Ende September die besten Monate, weil der Löwenzahn eine Kurztagespflanze ist und während der Wachstumszeit weniger als zwölf Sonnenstunden herrschen. Ich habe in der Natur aber auch mitten im Juli blühende Pflanzen gefunden. Im Frühling, Winter und Herbst ist die Konzentration von Vitalstoffen in den Wurzeln am höchsten. Wenn Sie an Diabetes leiden, ist der Herbst die ideale Zeit für die Wurzelernte, weil die Wurzel dann am meisten Inulin enthält – bis zu 45 Prozent –, was insulinunabhängig verstoffwechselt wird und somit die Bauchspeicheldrüse nicht belastet. Am besten gehen Sie mit einem luftdurchlässigen Korb los in die Natur, den Sie mit einem feuchten Tuch ausgelegt haben, damit die Pflanzenteile frisch bleiben. Außerdem brauchen Sie ein Messer, eine Schere und – je nach Jahreszeit – eine Schaufel für die Wurzeln. Lassen Sie gern ein Stück Wurzel in der Erde, daraus entwickelt sich eine neue Pflanze. Wenn Sie mit der Gartenschaufel eine Rinne um die Wurzel graben, lässt sich diese leichter herausziehen. Wenn Sie sich mit Wildkräutern noch nicht so gut auskennen, wäre ein Bestimmungsbuch gut oder alternativ die kostenlose App »Flora incognita«, mit der ich sehr gute Erfahrungen mache. Sammeln Sie bitte

nicht auf überdüngten Weiden, wo die Pflanzen riesige Blätter entwickeln, und wegen der Abgase auch nicht an Straßen.
Löwenzahnblätter halten sich in einer Plastiktüte mit Zippverschluss im Kühlschrank bis zu fünf Tage frisch, Blüten nur zwei Tage, sie sollten also zügig verarbeitet werden. Löwenzahnwurzeln werden unter fließendem Wasser mit einer Gemüsebürste abgeschrubbt, dann längs halbiert und quer in kleine Stücke geschnitten. So kann man sie als Tee verwenden.
Will man sich mit Blättern, Blüten oder Wurzeln bevorraten, ist Trocknung die beste Methode (Sie können die Pflanzenteile aber auch einfrieren). Ich benutze zum Trocknen einen Dörrapparat mit Temperaturanzeige und stelle ihn auf 38 °C (Rohkosttemperatur) ein. Für Tees ist die Trocknungstemperatur nicht so wichtig, aber ich möchte aus Heilkräutern auch ein Nahrungsergänzungs-

INFO

LÖWENZAHNPRODUKTE KAUFEN

Hochwertige Löwenzahnprodukte in Bioqualität oder aus Wildsammlungen gibt es natürlich auch im Versand (so zum Beispiel Löwenzahnhonig, Blattpulver, Löwenzahntee aus der ganzen Pflanze, Pflanzenauszug aus Pflanzenteilen oder der ganzen Pflanze sowie Löwenzahnwurzel-Kaffee). Beispiele hierfür sind Firmen im Familienbetrieb und Manufakturen wie »Artemis« und »Kasimir & Lieselotte«, deren Produkte ich kenne und schätze.

mittel herstellen. Das Gerät arbeitet übrigens energiesparend. Ist das Trocknungsgut trocken – wenn Blätter und Blüten knistern –, fülle ich es in große Einmachgläser, verstaue diese in Papiertüten und lagere sie lichtgeschützt im Schrank.
Für die Herstellung einer Blütenessenz sammelt man Löwenzahnblüten an einem sonnigen Tag. Wichtig ist bei der Ernte, dass man die Blüten mit einem Haushaltshandschuh pflückt, damit die Information der Blüte nicht mit der Eigenenergie, dem eigenen Fingerabdruck, überlagert wird. Wie eine solche Blütenessenz hergestellt werden kann, finden Sie im Kapitel »Heilrezepte« (→ Seite 112 ff.).
Wenn Sie im Herbst Wurzeln in eine Kiste mit Sand eingraben, treiben die Wurzeln im frühen Frühjahr frische, gelbliche Salatblätter, die ähnlich wie Chicorée schmecken. Als Wildgemüse eignen sich auch andere Arten mit vollem Stängel wie der Herbstlöwenzahn oder der Hainsalat *Aposeris foetida*. Auch aus dem Herbstlöwenzahn lassen sich wie aus dem gewöhnlichen Löwenzahn Salate, Presssaft, Tees, Blütenknospen als Gemüse oder für Löwenzahn-Sirup herstellen und die Wurzeln geröstet und gemahlen als Kaffee. Die Blätter des Herbstlöwenzahns sind wechselständig, nicht gegenständig wie beim gewöhnlichen Löwenzahn, und die Stiele verzweigt. Die jungen Blätter und Blüten des Herbstlöwenzahns lassen sich von Juni bis September ernten. Durch mindestens halbstündiges Einlegen der Pflanzenteile in gesalzenes

Wasser werden die Bitterstoffe entzogen. Diese Methode können Sie natürlich auch zum Entbittern der Blütenstände und Blätter des gewöhnlichen Löwenzahns anwenden.

WICHTIG

HIER IST VORSICHT GEBOTEN

Die FDA – Federal Drug Administration, eine US-amerikanische Lebensmittelüberwachungsbehörde – hat Löwenzahnprodukte als »generally safe«, also allgemein sicher, für den menschlichen Verzehr eingestuft.[4] Dennoch sollte man beim Verzehr oder Kontakt mit der Pflanze einiges bedenken: Inulin ist gesund, wird aber von einigen nicht so gut vertragen. Wer mit Blähungen empfindlich auf Inulin reagiert – meist Menschen mit einer Fructoseintoleranz –, sollte auf die Verwendung der insulinreichen Herbstwurzel verzichten, die bis zu 45 Prozent Inulin enthält, und auf die Frühjahrswurzel ausweichen, die nur noch etwa 2 Prozent Inulin enthält. Einige Menschen reagieren auf ungewohnte Mengen von Bitterstoffen mit erhöhter Magensäureproduktion, was zu Übelkeit führen kann. Wenn zu große Mengen Löwenzahn verzehrt wurden, kann es in der Folge zu Bauchschmerzen, Brechreiz und Durchfall kommen. Wer beim Kontakt mit Korbblütlern eine Kontakt-Dermatitis entwickelt, sollte bei Löwenzahn vorsichtig sein, direkte Berührungen vermeiden und die Pflanze nur mit Handschuhen anfassen. Ein allergisches Potenzial (beim Verzehr von Pflanzenteilen) ist nicht bekannt. Bei Gallenwegverschluss oder Darmverschluss sollten keine Löwenzahnprodukte eingenommen werden, aber diese Krankheitsbilder gehören ohnehin in die Hände eines Facharztes.

Die »heilbringenden« Namen der Pflanze

EXTRA

Die Löwenzahnpflanze hat mit etwa 500 bis 600 Namen eine einzigartige Namensfülle, was auf ihre Bedeutung für die Menschen früherer Zeiten hinweist und darauf, wie unterschiedlich die Beschwerden sind, bei denen sie hilft, denn oft bezieht sich der Name auf die Heilkraft und nicht nur auf die Freude, die sie Kindern beim Pusten bringt.

So heißt sie »Schorfblume«, weil sie bei Milchschorf auf der Kopfhaut kleiner Kinder hilft. »Krätzenblume« und »Eiterbeulenkraut« deuten auf die Wirkung bei weiteren Hautproblemen hin. Dass der Löwenzahn auch bei Augenkrankheiten hilft, zeigen Namen wie »Augenwurzel«, »Schielblume« oder »Weihaugenblume«. Der Hintergrund ist der Betacarotin-Gehalt der Pflanze.

Der Löwenzahn wirkt harntreibend und entwässernd. Die Wurzel gilt als Heilmittel bei Bettnässen. Dieser Wirkung wird Ausdruck gegeben durch wenig liebsame Namen wie »Bettseicher«, »Seichblume« und »Pissblume«.

Es gibt viele Namen, die auf das »Sonnenhafte« der Pflanze für unser Gemüt hinweisen: »Sonnentor«, »Sommerdorn«, »Goldblume«, »Himmelsschlüssel«, »Goldenes Kraut«, »Sonnenwurzel«, »Sonnenwärmer«, »Sonnenwirbel« oder »Sonnenwurm«. Nur bei Sonnenschein öffnen sich Löwenzahnblüten, nachts und bei

Regen bleiben sie geschlossen, um den kostbaren Pollen zu schützen. Die Pflanze ist also ein wahrer Sonnenlicht-Speicher.
Zahlreich sind auch die Bezüge zu Tieren. Der Name »Saublume« oder auch manchmal »Saurüssel« weist darauf hin, dass Haus- und Wildschweine gern Löwenzahn fressen und die Inhaltsstoffe den Milchfluss fördern. Diese Wirkung hat Löwenzahn auch bei Kühen, daher beziehen sich viele seiner Namen darauf: »Kuhblume«, »Milchkraut«, »Milchmöhre«, »Kuhlattich«, »Butterstecker« oder »Melcherblume«. Tiere gedeihen besser, wenn man Löwenzahnkraut mit ins Futter mischt. Diese Wirkung wird in Namen wie »Gänsefett«, »Specksalat« und »Hahnenspeck« zum Ausdruck gebracht. Die Namen »Eierblume« und »Dotterblume« deuten darauf hin, dass Hühner mehr Eier legen mit orange-gelb gefärbtem Eidotter, wenn man ihnen Löwenzahngrün und Löwenzahnblüten mit hohem Carotingehalt ins Futter mischt.

So zahlreich sein Vorkommen, so zahlreich seine Namen

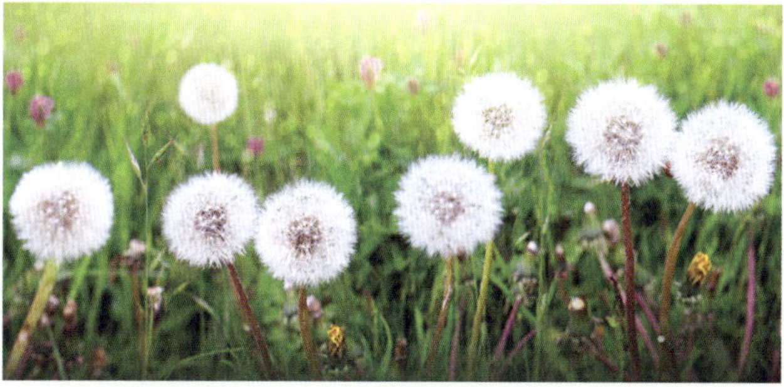

Die Pflanze der Superlative

Der Löwenzahn ist ein Power-Lebensmittel, das uns mit vielen wesentlichen Nährstoffen versorgt. Lassen Sie sich überraschen, *wie* gesund unser Hansdampf wirklich ist.

Die wichtigsten Gesundheitsvorzüge auf einen Blick

Löwenzahn mit all seinen Pflanzenteilen

- liefert eine Fülle an Antioxidantien.

Antioxidantien neutralisieren freie Radikale, die für verfrühte Alterungsprozesse und chronische Erkrankungen verantwortlich sind.

- reduziert einen zu hohen Cholesterinspiegel.

Ein hoher Cholesterinspiegel wird mit Arteriosklerose und einem erhöhten Risiko für Herz-Kreislauf-Erkrankungen wie Herzinfarkt und mit einem erhöhten Schlaganfallrisiko in Verbindung gebracht.

- reguliert den Blutzuckerspiegel.

Löwenzahn gleicht den Blutzuckerspiegel aus und wirkt antioxidativ und antientzündlich – das ist wichtig bei der Behandlung von Diabetes Typ II.

- senkt einen zu hohen Blutdruck.

Dies wird auf den hohen Kaliumgehalt der Pflanze zurückgeführt.

- bringt den Stoffwechsel auf Trab und damit die Entgiftung.

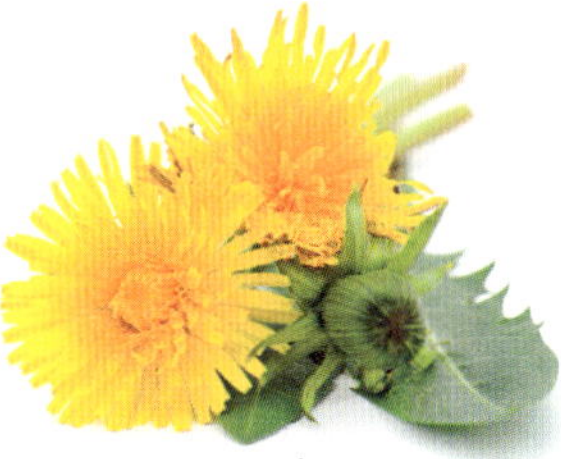

✳ **hilft beim Gewichtsmanagement.**
Der Kohlenhydrat-Stoffwechsel wird verbessert, die Aufnahme von Fett reduziert, und die Chlorogensäure und weitere Polyphenole wirken im Tierversuch gewichtsmindernd.

✳ **reduziert das Risiko für Krebs.**
In der Petrischale und auch im Tierversuch waren Löwenzahnextrakte in der Lage, diverse Krebszellen anzugreifen und zum »Selbstmord« – d. h. zur Apoptose – zu bringen, ohne gesunde Zellen zu tangieren.

✳ **wirkt als Immunbooster.**
Löwenzahn enthält eine Menge antibakterieller und antiviraler Inhaltsstoffe wie Vitamin C, E und B sowie Bitterstoffe, Chlorophyll und Polyphenole, die das Immunsystem stärken.

✳ **stärkt Knochen, Zähne, Haare und Nägel und beugt Osteoporose vor.**

✳ **wirkt als Verdauungshilfe.**
Löwenzahn hilft bei Verstopfung und weiteren Verdauungsstörungen wie Blähungen oder Durchfall.

✳ **sorgt für eine gesunde Haut.**
Löwenzahn regt die Collagenbildung auch im Alter an und schützt vor Schäden durch UV-Strahlung.

INFO

SO HOCH IST DER NÄHRSTOFFGEHALT

Löwenzahn enthält im Vergleich zu Kopfsalat:

- 5-mal so viel Betacarotin (Vitamin A),
- 5- bis 9-mal so viel Vitamin C (je nach Quelle),
- 5-mal so viel Vitamin E,
- 5-mal so viel Calcium,
- 3-mal so viel Magnesium,
- doppelt so viel Kalium,
- doppelt so viel Phosphor,
- 7-mal so viel Vitamin K,
- 3-mal so viel Eisen (manche Quellen sprechen von 100-mal so viel),
- 5-mal so viel Eiweiß

und außerdem 10-mal so viel Folsäure wie Rindfleisch.

Die Inhaltsstoffe der Pflanze unter der Lupe

»Warum in die Ferne schweifen,
wenn das Gute liegt so nah.« J. W. von Goethe

Die Krankenkassenzentrale hat sich die Mühe gemacht, heimische mit exotischen Superfoods zu vergleichen. Superfoods sind besonders vitalstoffreiche und meist ursprüngliche Lebensmittel. Die Bilanz – z. B. Löwenzahn versus Matcha-Tee oder rote Trauben versus Ginseng[5] – sieht sehr gut aus für unsere heimischen Pflanzen.

Wolf-Dieter Storls Freund, ein Cheyenne-Medizinmann, hält übrigens nichts von Inhaltsanalysen, sondern sagt, der Heiler sei der Geist der Pflanze, mit dem man reden müsse.[6] Diese Einstellung ist natürlich unserem wissenschaftlich geprägten Denken fremd. Aber auch unsere Vorfahren, die Germanen, haben beim Ernten von Wildkräutern Zaubersprüche aufgesagt, einige finden Sie in meinem Buch über die Brennnessel. Wenn ich Wildkräuter wie Löwenzahn ernte, sage ich im Stillen oder laut »Danke«.

Inhaltsstoffe in Obst, Gemüse und Kräutern in ihrer natürlichen Zusammensetzung wirken synergetisch zusammen, das heißt, sie unterstützen ihre Gesundheitswirkung gegenseitig. Dunkelgrüne Gemüsesorten, Kohlgemüse und allgemein Gemüse zeigen beispielsweise in Studien eine stärkere Schutzwirkung gegen Lungenkrebs als die Vitamine A, C und Folsäure allein. Frisches, unerhitztes Gemüse hat dabei die beste Wirkung, auch, was die Krebsprophylaxe betrifft. In 87 Prozent aller ausgewerteten Fall-Kontroll-Studien wurde die besondere Schutzwirkung von rohem Gemüse gegen das Entstehen einer Krebserkrankung gezeigt.[7] Bestimmte Inhaltsstoffe wie Vitamin C, Folsäure oder Chlorophyll werden durch Erhitzen deaktiviert bzw. weniger wirksam, das sollten wir auch beim Verzehr von Löwenzahn bedenken. Die Pflanzenvielfalt, die wir täglich verzehren, ist dramatisch zurückgegangen, und die züchterischen Erfolge haben leider nichts mit Gesundheit zu tun,

sondern mit Geschmack, Größe, Lager- und Transportfähigkeit. »Go wild« – beziehen Sie züchterisch nicht bearbeitete Wildpflanzen unbedingt in Ihre Ernährung ein. Als besonders gesund und effektiv im Schutz vor Zivilisationskrankheiten hat sich dunkelgrünes unerhitztes Gemüse entpuppt.
Dabei sind vor allem Vitamin A und C zu nennen, die extrem gesunden und stoffwechselanregenden Bitterstoffe, weiter Triterpene, die gegen Allergien, Leber- und Krebserkrankungen wirken sowie einen zu hohen Blutdruck

INFO

EINE INHALTSANALYSE VON LÖWENZAHN PRO 100 GRAMM[8]

EIWEISS

Löwenzahn enthält alle acht essenziellen und fast alle nicht essenziellen Aminosäuren in einem idealen Aminosäureprofil.

FETTSÄUREN

Fettgehalt insgesamt: 0,7 g
Davon gesättigte Fettsäuren: 17 mg,
einfach ungesättigte Fettsäuren: 14 mg,
mehrfach ungesättigte Fettsäuren: 306 mg

KOHLENHYDRATE

Der totale Kohlenhydratanteil beträgt 9,2 g pro 100 g und der Anteil der Faserstoffe 3,5 g.
Die Kohlenhydrate bestehen hauptsächlich aus Polysacchariden, das sind Mehrfachzucker, die langsam verdaut werden.

dämpfen, Phytosterine, welche die Cholesterinaufnahme im Darm hemmen, krebshemmende Carotine, Mineralstoffe wie Calcium, Schwefel, Kalium und Kieselsäure, und Flavonoide wie auch Polyphenole (Pflanzenbegleitstoffe, die vor allem krebshemmend, antiallergisch und entzündungshemmend wirken).
Das Inulin in der Löwenzahnwurzel ist ein stärkeähnliches Polysaccharid, das aus Fructose-Molekülen zusammengesetzt ist und daher insulinunabhängig verstoffwechselt wird und ein perfektes Gemüse für Diabetiker darstellt.

MINERALSTOFFE UND SPURENELEMENTE

Kalium – 501 mg
Calcium – 168 mg
Chlorid – 100 mg
Natrium – 76 mg
Phosphor – 66 mg
Magnesium – 37 mg
Schwefel – 17 mg
Bor – 8 mg
Eisen – 3,4 mg
Mangan – 0,92 mg
Zink – 0,8 mg
Kupfer – 0,26 mg
Fluorid – 0,07 mg
Jod – 0,003 mg

VITAMINE

Vitamin C Ascorbinsäure – 68 mg
Cholin – 35,2 mg
Betacarotin – 7,9 mg
(entspricht 1,317 mg Vitamin A)
Vitamin E Tocopherol – 2,5 mg
Vitamin B_3 Niacin – 0,8 mg
Vitamin K – 0,778 mg
Vitamin B_5 Pantothensäure – 0,25 mg
Vitamin B_6 Pyridoxin – 0,2 mg
Vitamin B_1 Thiamin – 0,19 mg
Vitamin B_2 Riboflavin – 0,17 mg
Vitamin B_9 Folsäure – 0,04 mg
Vitamin B_7 Biotin – 0,0007 mg

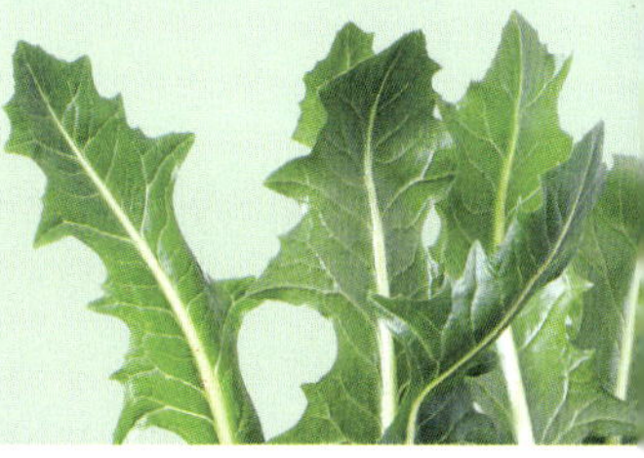

Vitamine

Vitamin A Löwenzahn enthält 55 IU (»internationale Einheiten«) Betacarotin pro 100 Gramm. Der Vitamin-A-Gehalt oder das Retinoläquivalent beträgt 1317 Mikrogramm. Betacarotin wird nach Bedarf vom Körper in Vitamin A umgewandelt, sodass keine Überdosierung möglich ist wie beim Vitamin A aus tierischen Quellen. Deshalb wird Betacarotin als Vorstufe von Vitamin A oder auch als Provitamin A bezeichnet. Vitamin A ist wichtig für die Sehkraft, das Wachstum, für ein starkes Immunsystem und für den Aufbau und die Entwicklung von Zellen und Gewebe sowie für gesunde Haare, Haut und Schleimhäute. Carotin – der Name kommt von lateinisch »carota« für Karotte – wirkt unter anderem als Antioxidans zum Schutz der Zellen und ebenso zur Krebsprophylaxe.

Vitamin C Löwenzahn enthält 68 Milligramm Vitamin C pro 100 Gramm, und 100 Gramm Löwenzahnblätter decken bereits 63 Prozent des Tagesbedarfs. Vitamin C ist ein kraftvolles Antioxidans, stärkt das Immunsystem und verbessert die Eisenaufnahme. Vitamin C wirkt zusammen mit weiteren Antioxidantien wie Vitamin E, Betacarotin und Selen als effektiver Radikalenfänger. Freie Radikale sind aggressive Sauerstoffverbindungen, die zellzerstörend wirken und an der Entstehung degenerativer Erkrankungen wie Krebs und Herz-Kreislauf-Erkrankungen und vorzeitigen Alterungsprozessen maßgeblich beteiligt sind. Vitamin C beugt Herzinfarkt und Krebs vor. Besonders Raucher, ältere Menschen, Schwangere, stillende Mütter, Frauen, die die Antibabypille nehmen, und diejenigen, die viel Stress haben, sollten auf eine zusätzliche natürliche Vitamin-C-Quelle wie Löwenzahn zurückgreifen.

Vitamin E Löwenzahn enthält 2,5 Milligramm Vitamin E pro 100 Gramm. Vitamin E ist nicht nur das Fruchtbarkeitsvitamin, sondern sorgt auch als Antioxidans für optimalen Zellschutz. Dieses Vitamin fördert die Durchblutung und verlangsamt Zell- und Gewebealterung. Alphatocopherol, das im Löwenzahn vorherrschende Vitamin E, reduziert das Risiko von Brust- und Dickdarmkrebs und verhindert das Wachstum von Krebszellen zehnmal so effektiv wie normales Vitamin E, das bekannt für seine krebsvorbeugende Wirkung ist.

Vitamin K Vitamin K wurde 1935 entdeckt und wird normalerweise von einer gesunden Darmflora im Dickdarm vom Körper selbst hergestellt. Aber wer hat die heutzutage schon? Mit 778 Mikrogramm pro 100 Gramm ist Löwenzahn die beste Vitamin-K-Quelle unter den heimischen Pflanzen.
Vitamin K ist wichtig für die Wundheilung und die Knochengesundheit, weil es eine wichtige Rolle im Calciumstoffwechsel innehat und daher für die Gesund-

heit des Herzens, der Knochen und Zähne bedeutsam ist. Ein Mangel macht sich bemerkbar durch Kariesanfälligkeit der Zähne und eine geringe Knochendichte, es können sich Nierensteine bilden, Herz und Blutgefäße leiden. Heute hat mehr als die Hälfte der Senioren einen Vitamin-K-Mangel. Auch für Frauen mit Menstruationsproblemen ist Vitamin K wichtig, weil es Krämpfe und zu starke Blutungen verhindert.

Die B-Vitamine Die B-Vitamine, auch »Nervenvitamine« genannt, sind reichlich in Löwenzahn vorhanden. Zu den Symptomen eines Vitamin-B-Mangels gehören Müdigkeit, Leistungseinbußen, Erschöpfung, Appetitlosigkeit, Antriebsschwäche und depressive Verstimmungen. Vitamin B_1 (Thiamin) ist am Kohlenhydratstoffwechsel beteiligt, Vitamin B_2 (Riboflavin) ist wichtig für die Zellatmung sowie den Eiweißstoffwechsel. Vitamin B_6 (Pyridoxin) unterstützt die Hormonbildung und die Bildung von Neurotransmittern, die Impulse durch das Gehirn und das Nervensystem senden. Besonders wichtig ist der hohe Folsäuregehalt (Vitamin B_9) von Löwenzahnblättern. Mit rund 40 Mikrogramm pro 100 Gramm enthält dieses Wildkraut das Zehnfache an Folsäure wie 100 Gramm Rindfleisch. Folsäure hat ihren Namen vom lateinischen Wort »folium« für Blatt. Die beste Quelle für Folsäure ist tatsächlich grünes Blattgemüse wie Löwenzahn. Neuen Untersuchungen zufolge erreichen 86 Prozent der Frauen und immerhin 79 Prozent der

Männer nicht die empfohlene tägliche Zufuhr dieses Vitamins.[9] Folsäure ist wichtig für die Neubildung der Zellen, die Zellteilung sowie für den Eisen- und Vitamin-B_{12}-Stoffwechsel. Außerdem schützt es vor Herz-Kreislauf-Erkrankungen, indem es das Arteriosklerose-Risiko durch die Verringerung des Homocysteinspiegels im Blut senkt. Defizite können sich in Blutarmut äußern oder in Verdauungsproblemen, wenn die Darmschleimhaut sich wegen Folsäuremangel nicht genügend erneuern kann. Symptome eines Folsäuremangels können Blutarmut, Verdauungsstörungen, eingerissene Mundwinkel und Reizbarkeit sein. Ein Folsäuremangel während der Schwangerschaft kann zu Missbildungen des Ungeborenen führen. Etwa 90 Prozent der Folsäure wird durch Erhitzen zerstört, daher ist es gut, Löwenzahn auch roh zu verzehren.

Vitamin B macht »glücklich«.

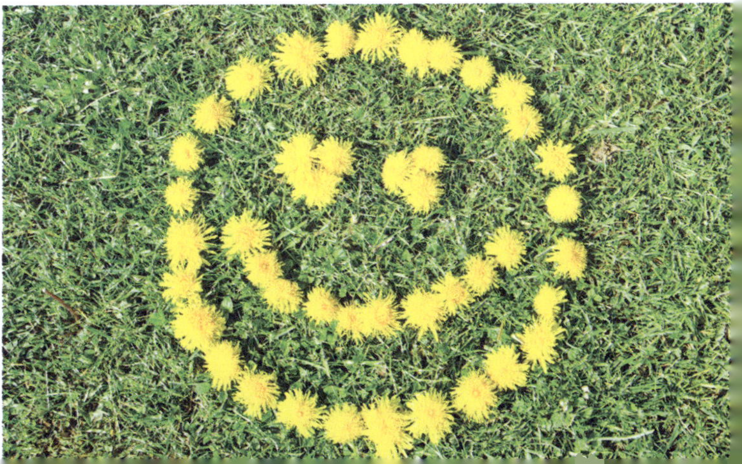

Mineralstoffe und Spurenelemente

Kalium Löwenzahn enthält beachtliche 501 Milligramm Kalium pro 100 Gramm. Mineralstoffe wie Kalium sind wichtig für die Regulierung des Säure-Basen-Gleichgewichtes. Sie fördern die Kontraktionsfähigkeit der Muskeln und sind an der Erregung und Fortleitung der Nerven beteiligt. Mehr Kalium wirkt stimulierend auf den Vagusnerv, eine Zunahme von Calcium stimuliert das sympathische Nervensystem; beide regulieren die Wirkung von Hormonen. Kalium wirkt abschwächend auf die Ausschüttung von Adrenalin und ist daher wichtig als Stressprophylaxe. Außerdem sorgt Kalium für eine gesunde Darmfunktion, indem es auf natürliche Weise die Peristaltik anregt und für den Aufbau und die Erhaltung des Schließmuskels sorgt. Unsere Nahrung enthält über die exzessive Zufuhr von Speisesalz (NaCl) zu viel Natrium. Das Gleichgewicht von Kalium und Natrium ist für den Erhalt des osmotischen Gleichgewichts, die Regulierung des Flüssigkeitshaushalts und ein optimales Säure-Basen-Verhältnis in jeder Zelle unentbehrlich. Ausreichend Kalium sorgt für einen ruhigen Herzschlag, senkt einen zu hohen Blutdruck und damit das Risiko für einen Herzinfarkt oder Schlaganfall.

Calcium 100 Gramm Löwenzahnblätter enthalten 168 Milligramm optimal verwertbares Calcium und decken damit ein Sechstel des Tagesbedarfs von 1000 Milligramm. Calcium sorgt für die Entspannung des Herzmuskels und hält die Knochen stark und stabil. Unsere Knochen und Zähne enthalten rund ein Kilo Kalk, und täglich scheidet der Körper Calcium aus, sodass wir uns täglich rund 1 Gramm Calcium durch die Nahrung zuführen müssen. Im Löwenzahn ist das Calcium an Proteine gebunden und kann daher vom Körper viel besser aufgenommen werden als zum Beispiel in Form von Calciumtabletten. Um in Knochen und Zähne eingelagert zu werden, braucht Calcium Magnesium. Dieser Mineralstoff ist in Löwenzahn ausreichend vorhanden, nicht aber in Milchprodukten. Dies ist vermutlich der Grund, warum Frauen in Ländern, in denen viele Milchprodukte verzehrt werden – wie in Deutschland oder den USA –, besonders von Osteoporose betroffen sind. Calcium spielt außerdem eine wichtige Rolle für die Blutgerinnung, die Muskel- und Nerventätigkeit, als Entzündungshemmer und Allergieprophylaxe und für die gesunde Funktion von Herz, Lunge und Nieren.

Phosphor Im Löwenzahn sind 66 Milligramm Phosphor pro 100 Gramm enthalten. Nach Calcium ist dies der zweithäufigste Mineralstoff im Körper. Mehr als 80 Prozent davon finden wir in Knochen und Zähnen, den Rest in der Muskulatur, im Herz, Blut, im Gehirn und anderen Organen. Phosphor ist der Partner von Calcium bei der Regeneration von Knochen und Zähnen. Er schützt die Zellen und fungiert als Botenstoff.

Schwefel 17 Milligramm Schwefel finden sich in Löwenzahn. Schwefel entgiftet den Organismus, fördert die Durchblutung und ist wichtig für den Aufbau von Haut, Nägeln und Haaren. Schwefel ist der Baustein zum Aufbau schwefelhaltiger Aminosäuren, die wichtig sind für zahlreiche Stoffwechselprozesse. Die höchste Konzentration von Schwefel findet sich in Bindegewebe, Nägeln und Haaren, aber auch in Sehnen, Knochen und Knorpeln. Ohne ausreichend Schwefel wird die Zellmembran weniger durchlässig, sodass nicht mehr genügend Sauerstoff und Nährstoffe in die Zelle transportiert und saure Abfallstoffe nicht ausreichend abtransportiert werden. Die Zellen können degenerieren und absterben. Schwefel bindet Stoffe wie Tabakrauch, Alkohol und Umweltgifte, die dann über den Urin ausgeschieden werden. Ein Mangel kann sich durch dauerhafte Müdigkeit, Gelenkbeschwerden oder eine langsamere Regenerationsfähigkeit nach körperlicher Anstrengung bemerkbar machen, aber auch durch stumpfe Haut, brüchige Haare und Nägel sowie schlaffes Bindegewebe.

Eisen Der Eisengehalt von 3400 Mikrogramm pro 100 Gramm ist wesentlich höher als in Rindfleisch. Eisen ist wichtig für die Blutbildung und für den Sauerstofftransport sowie fürs Herz. Ohne genügend Kupfer, in Löwenzahn vorhanden, kann Eisen kein Hämoglobin, den roten Blutfarbstoff, bilden. Löwenzahn enthält Kupfer und Eisen im idealen Verhältnis, um eine bestmögliche Resorption zu gewährleisten. Ein Mangel an Eisen kann zu Aufmerksamkeitsstörungen, Depressionen und Reizbarkeit führen sowie zur Schwächung des Immunsystems.

Magnesium Es ist in Löwenzahn mit 37 Milligramm pro 100 Gramm enthalten. Deutschland wird von der Bertelsmann-Stiftung als »Selen- und Magnesium-Mangelland« bezeichnet. Bei Stress ist der Magnesiumbedarf erhöht; der Mineralstoff wird auch als »Anti-Stress-Mineral« bezeichnet. Ein »Zuviel« wird über den Urin ausgeschieden. Magnesium ist wichtig zur Herzstärkung und ein unentbehrliches Nerven- und Muskelrelaxans. Herzinfarktpatienten haben mit einer optimalen Versorgung an Magnesium wesentlich bessere Überlebenschancen. Magnesium wird in der begleitenden Krebstherapie eingesetzt und spielt auch in der Krebsprophylaxe eine Rolle. Magnesium schützt nicht nur das Herz, sondern auch die Knochen, indem es dafür sorgt, dass Calcium überhaupt in die Knochen gelangen kann.

Zink Löwenzahn enthält 800 Mikrogramm (0,8 Milligramm) Zink pro 100 Gramm. Dieser Mineralstoff ist an mehr als 300 enzymatischen Prozessen beteiligt. Die Deutsche Gesellschaft für Ernährung empfiehlt Männern eine tägliche Zinkzufuhr von zehn Milligramm und Frauen sieben Milligramm. Zink ist nicht nur wichtig fürs Immunsystem, sondern für die Insulinspeicherung,

Wundheilung und Koordination von Nerven, Gehirn und Muskeltätigkeit. Symptome eines Zinkmangels können ständige Müdigkeit, eine schlechte Wundheilung, ein geschwächtes Immunsystem, brüchige Fingernägel, kraftloses Haar oder Haarausfall sein. Klassische Zinkräuber sind Kaffee, Alkohol, Zigaretten und Stress; als Zinklieferanten empfehlen sich u. a. auch Hafer- und Hülsenfrüchte.

Kupfer In Löwenzahn sind von diesem wichtigen Spurenelement 260 Mikrogramm pro 100 Gramm enthalten. Bei Menschen und anderen Säugetieren spielt Kupfer eine wichtige Rolle im Kollagenstoffwechsel, beim Aufbau von Knochen, bei der Pigmentierung der Haut, und es stärkt die Funktion von Gehirn und Nerven. Dieses Spurenelement schützt vor frühzeitigem Ergrauen und fahler, blasser Haut. Kupfer ist wichtiger Bestandteil von Enzymen und an der Bildung roter Blutkörperchen beteiligt. Es ist unentbehrlich für zahlreiche lebenswichtige Vorgänge im Organismus und schützt als entscheidender Faktor vor der Entstehung von Blutarmut und Arteriosklerose. Ohne Kupfer kann sich kein Eisen im Blut einlagern. Kupfer spielt außerdem eine wichtige Rolle in unserem Immunsystem, indem die Bildung von bestimmten Antikörpern, Killerzellen, gefördert wird.

Mangan 100 Gramm Löwenzahnblätter enthalten 920 Mikrogramm Mangan. Dieses Spurenelement ist wichtig zur Herstellung von Botenstoffen wie Dopamin und Serotonin und hilft dem Gehirn dabei, Nährstoffen Energie zu entziehen. Außerdem beugt es dem gefürchteten Bandscheibenverschleiß vor. Mangan ist ein wichtiger Co-Faktor beim Eiweiß-, Fett- und Zuckerstoffwechsel. Halima Neumann schreibt in ihrem Buch: »Außer Grassäften bietet die Natur-Apotheke noch das junge Löwenzahngrün als überragenden Manganspender.«[10]

Bor Löwenzahn enthält 10 Milligramm Bor pro 100 Gramm. Bor ist ein Spurenelement, dient als Co-Faktor und Wirkungsverstärker für alle Prozesse der gesunden Zahn- und Knochenregeneration, weil dieses »Ultra-Spurenelement« für den Kalzium-, Magnesium-, Phosphat- und Vitamin-D-Haushalt wichtig ist. Bor spielt auch eine wichtige Rolle für den Hormonhaushalt, erhöht den Östrogenspiegel von Frauen nach der Menopause, verringert die Ausscheidung der wichtigen Mineralstoffe Magnesium und Calcium und beugt Osteoporose vor, weil Östrogene die Knochendichte stabilisieren. Bor hilft bei Arthritis und Arthrose, verbessert die Gehirnfunktionen, reduziert entzündliche Prozesse, wirkt krebshemmend und als Co-Faktor für Vitamin D.

Silizium Die Kieselsäure im Löwenzahn liefert den Baustein Silizium und kann im Vergleich zu handelsüblichen Präparaten bestens verwertet werden. Mineralisches Silizium kann der Körper nur zu 1 bis 2 Prozent verwerten, bei Silizium aus pflanzlichen Quellen liegt die Aufnahmequote bei bis zu 95 Prozent. Kieselsäure ist wichtig für gesundes Haar, Bindegewebe, Knochen und Blutgefäße. Neben Löwenzahn sind auch Brennnessel und Schachtelhalm hervorragende Siliziumquellen.

Eiweiß

100 Gramm Löwenzahn enthalten 3,1 Gramm Eiweiß,[11] darunter sämtliche essenziellen und nichtessenziellen Aminosäuren mit vollständigem Aminosäurenprofil in einem ausgewogenen Verhältnis. Das Verhältnis von essenziellen Aminosäuren zu nichtessenziellen Aminosäuren ist 1683 Mikrogramm zu 1446 Mikrogramm pro 100 Gramm Blätter.[12] Fehlt in einer Mahlzeit nur eine der essenziellen Aminosäuren, die vom Körper nicht selbst hergestellt werden können, ist der Körper nicht mehr in der Lage, aus den restlichen Aminosäuren Zellbausteine für den Gewebeaufbau zu bilden. Die leicht verdaulichen Proteinmoleküle aus Pflanzen, sogenannte Polypeptide, sind zu etwa 90 Prozent vom Körper verwertbar, ohne wie Fleisch saure Abfallstoffe bei der Verstoffwechslung (wie Purine und Harnsäure) zu hinterlassen. Proteine bilden das strukturelle Gerüst des Körpers und sind beteiligt am Aufbau der Zellwände, des Bindegewebes, der Muskeln, der Enzyme und verschiedener Membranen. Sie sind Teil jeder lebenden Zelle und wichtig zur Bildung der Antikörper, Hormone und Enzyme, der

Erneuerung von beschädigtem Gewebe einschließlich der Blutzellen, zur Bereitstellung von Nahrungsenergie und zur Aufrechterhaltung der Elektrolyt-Wasser-Balance und des Säure-Basen-Gleichgewichts. Löwenzahn enthält reichlich von der Aminosäure Tryptophan, aus der unser Gehirn das Wohlfühlhormon Serotonin herstellt. Am Abend wandelt der Körper Serotonin in das »Schlafhormon« Melatonin um, und wir können leichter einschlafen. Auch Glutaminsäure in Löwenzahn ist eine wichtige Aminosäure. Sie gilt als »Brennstoff« fürs Gehirn. Phenylalanin ist eine Aminosäure, die Vitalität und geistige Beweglichkeit fördert sowie Depressionen, Schmerzen und Hungergefühle reduziert. Aus Arginin bildet der Körper das Wachstumshormon HGH, das für die Knorpelbildung zuständig ist und damit Bandscheibenproblemen und Rückenschmerzen vorbeugt.

Aus Tryptophan wird das Wohlfühlhormon Serotonin.

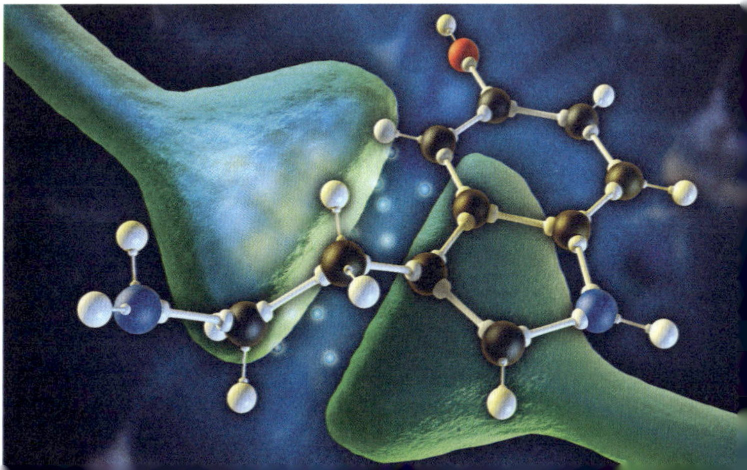

Kohlenhydrate

Löwenzahnblätter enthalten rund 9,4 g pro 100 Gramm Kohlenhydrate. Darunter sind Monosaccharide mit 183 Milligramm pro 100 Gramm vertreten, Polyuronsäure mit 725 Milligramm, Disaccharide mit 519 Milligramm und Polysaccharide mit 91 Milligramm. Polysaccharide sind Mehrfach- oder Vielfachzucker, setzen sich aus mehreren Monosacchariden oder Einfachzuckern zusammen und dienen als Energiespeicher in Form von Glykogen. Sie geben Struktur und Festigkeit, stärken das Immunsystem und sind wirksam gegen Mikroben und Krebszellen. Sie erhöhen die Anzahl der Immunzellen und schützen ihre Aktivität. Die Energie, welche diese Mehrfachzucker liefern, ist lang anhaltender und somit auch gesünder, weil sie nicht wie Einfachzucker den Blutzuckerspiegel schnell hochtreiben. Die Kohlenhydrate in Löwenzahn werden zu einem großen Teil fermentiert und von Darmbakterien im Dickdarm abgebaut. Als wichtigstes Endprodukt dieses Prozesses gelten kurzkettige Fettsäuren wie Buttersäure, die als Energiequelle für die Zellen der Dickdarmschleimhaut dient. Kurzkettige Fettsäuren fördern die Resorption von Elektrolyten aus dem Dickdarm, machen das Darmmilieu damit basischer und reduzieren so die Aktivität einiger bakterieller Enzyme, welche an der Bildung giftiger oder krebsfördernder Stoffe beteiligt sind. Buttersäure fördert das »Selbstmordprogramm« von Krebszellen, Apoptose genannt.

Weitere gesundheitlich bedeutsame Inhaltsstoffe des Löwenzahns

Chlorophyll Chlorophyllreiche Pflanzenkost ist gespeicherte Sonnenenergie. Durch die Fotosynthese wurde das Leben auf der Erde, wie wir es kennen, erst ermöglicht. Mit grünblättrigem Gemüse und Kräutern holen wir uns die Sonne auf den Teller. Chlorophyll wird auch als »Blut der Pflanzen« bezeichnet und ist für unsere Blutbildung wichtig. Mit chlorophyllhaltiger Nahrung kann mehr Sauerstoff in die Zellen gelangen, die Zellschlacken werden schneller entsorgt, die gesunde Zellteilung läuft beschleunigt ab, der Stoffwechsel wird optimiert. Halima Neumann sagt: »Gelangen chlorophyllhaltige Säfte in den Organismus, wird Magnesium freigesetzt und gegen Eisen ausgetauscht.«[13] Löwenzahn ist daher eine hervorragende Möglichkeit zur Prophylaxe und Heilung von Blutarmut, die durch Eisenmangel bedingt ist. Wildpflanzen wie Löwenzahn enthalten nicht nur jede Menge Eisen, sondern auch Kupfer. Ohne Anwesenheit von Kupfer kann das Eisen nicht im Hämoglobin eingelagert werden.

Löwenzahn und andere grüne Lebensmittel wirken stimmungsaufhellend, weil beim Abbau der Grünsubstanzen im Körper sogenannte Cytorphine entstehen, die Schmerzen unterdrücken und Euphorie und Optimismus erzeugen. Chlorophyll wirkt entzündungshemmend und tötet pathogene Keime ab, wirkt also gegen Pilze wie

Candida albicans, Viren, Bakterien und Parasiten. Für die anaerob lebenden Bakterien und Parasiten im Körper wie Candida oder Schimmelpilze ist der in grünen Pflanzen wie Löwenzahn gebundene Sauerstoff der Feind Nummer eins. Der grüne Farbstoff entgiftet Blut, Darm und Gewebe. Hautverletzungen und Verbrennungen heilen schneller ab, wenn man Löwenzahnsaft äußerlich aufträgt und Löwenzahn isst. Chlorophyll verbessert die Funktion der endokrinen Drüsen, stimuliert das Immunsystem und fängt freie Radikale. Die Gehirnfunktionen werden verbessert, ein zu hoher Blutdruck und ein zu hoher Cholersterinspiegel gesenkt, Diabetes Typ II vorgebeugt und der Körper von Schwermetallen entgiftet.

Carotinoide Sie gehören zu den sekundären Pflanzenstoffen oder bioaktiven Substanzen in Gemüse, Obst und Kräutern. Löwenzahn ist eine besonders reichhaltige Quelle von Carotinoiden. Diese zeigen biologische Aktivitäten, die unabhängig von ihrer Provitamin-A-Wirkung sind. Das bekannteste ist Betacarotin, eine Vorstufe von Vitamin A, das eine Anti-Krebs-Wirkung im Organismus sowie eine antioxidative Wirkung entfaltet. Carotinoide wandelt der Körper nur nach Bedarf in Vitamin A um, eine Überdosierung ist also im Gegensatz zu Vitamin A aus tierischen Quellen nicht möglich. Durch die antioxidativen Eigenschaften werden die DNA sowie die Zellmembranen vor oxidativer Schädigung durch freie Radikale geschützt.

Zwar ist Betacarotin das bekannteste Carotinoid, andere Carotinoide wie Lycopin Beta-Cryptoxanthin sind aber noch wirksamere Radikalenfänger. Lycopin, was nicht nur in der Tomate, sondern verstärkt in dunkelgrünem Gemüse wie Löwenzahn vorkommt, beugt aufgrund seiner antioxidativen Wirkung Herzinfarkt vor. Lutein und Zeaxanthin im gelben Fleck der Netzhaut schützen diese vor durch kurzwelliges Licht ausgelösten oxidativen Schäden. Zahlreiche epidemiologische Studien zur antikanzerogenen Wirkung von Carotinoiden ergaben eine sogenannte inverse Beziehung zwischen der Carotinoidzufuhr bzw. der Serum-Carotinoidkonzentration und der Häufigkeit von Krebserkrankungen. Je höher die Carotinoidzufuhr bei den untersuchten Personen war, desto geringer war die allgemeine Krebshäufigkeit. Diese Zusammenhänge zeigen sich besonders bei Lungenkrebs, vor der Jahrtausendwende die häufigste Krebsart bei Männern in den alten Bundesländern. Von allen isolierten Ernährungsfaktoren zeigte Betacarotin die stärkste schützende Wirkung; allerdings korrelierte ein regelmäßig hoher Verzehr von carotinoidreichem und luteinreichem dunkelgrünem Gemüse noch stärker mit einem niedrigen Lungenkrebsrisiko. Auch bei Prostatakrebs, Brustkrebs und anderen Krebsarten wird aufgrund vieler epidemiologischer Studien von einer starken Schutzwirkung des Betacarotins ausgegangen. Ein hoher Verzehr von dunkelgrünem Gemüse senkt das Krebsrisiko stärker als der von Karotten.

Carotinoide in Löwenzahn stimulieren die Produktion von weißen Blutkörperchen in der Thymusdrüse und erhöhen die Anzahl und Aktivität von antiviralen Helferzellen und Antikörpern. Carotinoide helfen auch, Darmpilze einzudämmen.

Superoxid-Dismutase (SOD) Vielleicht geht Ihnen der Name dieses Enzyms nicht leicht über die Lippen, daher habe ich gleich die Kurzform erwähnt. Gerstengrassaft und Löwenzahn gehören zu den reichsten natürlichen SOD-Quellen. Die Superoxid-Dismutase ist ein gut untersuchtes enzymatisches System, welches die Umwandlung eines Superoxidradikals, eines potenten freien Radikals, in Wasserstoffperoxid katalysiert und dieses Radikal damit unschädlich macht.[14] SOD findet sich besonders konzentriert in den Organen von langlebigen Primaten. SOD verlangsamt nicht nur körperliche Alterungsprozesse, sondern auch die Alterung des Gehirns. SOD ist einer der stärksten Radikalenfänger überhaupt und schützt damit Zellen vor oxidativer Zerstörung.
Zellgesundheit ist der wahre Wohlstand, auf Englisch klingt das noch schöner: Cell health is true wealth!
Wir merken diese Zellerneuerung an mehr Leistungsfähigkeit und Belastbarkeit. Besonders unerhitztes Pflanzengrün wie Löwenzahn-Salat oder -Saft stellt daher einen wahren Jungbrunnen dar. Der Enzymkomplex SOD entgiftet den Körper sogar von Schwermetallen

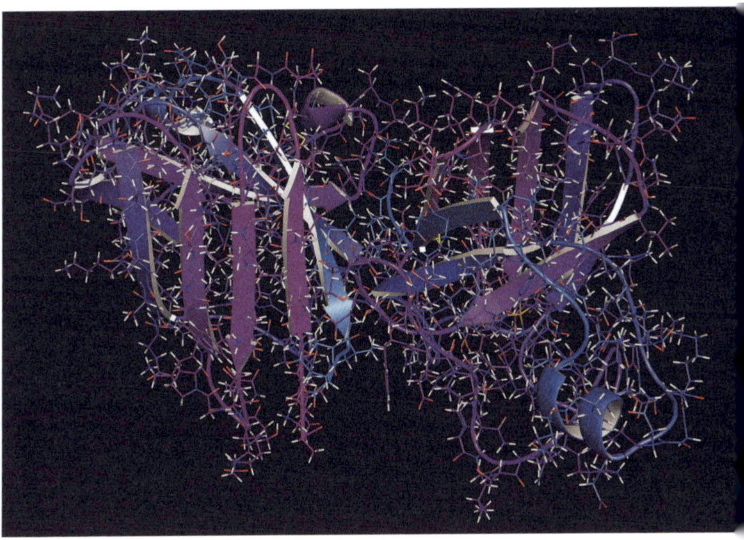

Superoxid-Dismutase (SOD)

und weiteren Giften. SOD fungiert als Neurotransmitter zwischen Gehirn und Nervenimpulsen, was die geistige und körperliche Beweglichkeit fördert. Im Tierversuch schützt SOD Tiere vor den Auswirkungen krebsfördernder radioaktiver Strahlung. SOD besitzt die Fähigkeit, die krebserregenden Substanzen Try-P1 und -P2 in Grillfleisch, die zu einer Veränderung der DNA führen und die Bildung von Krebszellen begünstigen können und daher als mutagen – potenziell zellverändernd – bezeichnet werden, abzuschwächen. Es gibt außer Löwenzahn oder Gerstengras nur wenige Pflanzen, die konzentriert SOD enthalten.

Polyphenole

1. Die Gruppe der Phenolsäuren

Polyphenole werden unterteilt in Phenolsäuren und Flavonoide. Phenolsäuren wie Ellagsäure, Gallussäure und Kaffeesäure, die wir in Löwenzahn und vielen anderen Wildkräutern sowie in grünblättrigen Gemüsen finden, gehören zu den bioaktiven Substanzen in Pflanzen und werden auch als Pflanzenbegleit- oder sekundäre Pflanzenstoffe bezeichnet. Für die Autoren Watzl und Leitzmann ist eine überwiegend pflanzliche Ernährung mit einem hohen Rohkostanteil »der sicherste Weg, um die protektiven Wirkungen von sekundären Pflanzenstoffen sowie der übrigen bioaktiven Substanzen – zusätzlich zu den essenziellen Nährstoffen – für die Gesundheit des Menschen nutzbar zu machen«[15]. Folgende gesundheitsfördernde Wirkungen von sekundären Pflanzenstoffen werden beschrieben: antikanzerogen, antibakteriell, antioxidativ, antiviral; beugen Thrombosen vor, stärken und optimieren das Immunsystem, hemmen Entzündungen, senken einen zu hohen Blutdruck, einen zu hohen Cholesterinspiegel sowie den Blutzuckerspiegel (und beugen damit Diabetes Typ II vor) und fördern eine gesunde Verdauung. Einige Polyphenole wirken als Chelatbildner für Metalle und bringen Schwermetalle zur Ausleitung. Durch die hohe Aufnahme von Antioxidantien durch polyphenolreiche Nahrung wie Löwenzahn wird Herz-Kreislauf-Erkrankungen und Krebs vorgebeugt. Die Personengruppe mit der höchsten Flavonoidaufnahme

zeigte die niedrigste Sterblichkeit durch Herz-Kreislauf-Erkrankungen.
Die Phenolsäuren Kaffeesäure, Chorogensäure und Chicoréesäure in Löwenzahn haben eine antidiabetische, antientzündliche und antioxidative Wirkung. Chicoréesäure wurde im Löwenzahn erst vor wenigen Jahren entdeckt.[16] Watzl und Leitzmann schlagen vor, unter besonderer Berücksichtigung von pflanzlichen Lebensmitteln, die reich an diesen sekundären Pflanzenstoffen sind, eine »antimikrobielle Diät« zusammenzustellen, die in Zeiten erhöhten Infektionsrisikos präventiv wirken und das Immunsystem optimieren könnte.

2. Die Gruppe der Flavonoide und Isoflavonoide
Neben Vitamin C und den fettlöslichen Tocopherolen – Formen von Vitamin E – sind die Flavonoide, bioaktive Substanzen, die mengenmäßig häufigsten und wirksamsten antioxidativen Inhaltsstoffe in pflanzlichen Lebensmitteln. Quercetin zum Beispiel hemmt das Ranzigwerden von ungesättigten Fettsäuren. Flavonoide schützen die Ascorbinsäure in Fruchtsäften vor Oxidation und haben durch diesen stabilisierenden Einfluss auf die Ascorbinsäure einen »Vitamin-C-sparenden« Effekt. Außerdem hemmen sie das Wachstum von Bakterien, Viren und Pilzen. Besonders Quercetin und Myricetin, in Löwenzahn vorhanden, sind in der Lage, Superoxidionen abzufangen und zu neutralisieren. Quercetin weist fast die fünffache antioxidative Aktivität auf wie Vitamin E,

Myricetin immerhin die dreifache. Antioxidativ wirkende Flavonoide unterdrücken die Aktivierung von Viren und den durch oxidativen Stress ausgelösten Zelltod von Immunzellen. Die wirkungsvollsten krebshemmenden Flavonoide sind Quercetin, Rutin und Myricetin, alle im Löwenzahn zu finden.

Im Gegensatz zu den Flavonoiden kommen die Isoflavonoide nur in wenigen Pflanzenfamilien vor. Neben Sojabohnenprodukten – ideal sind fermentierte – kann man mit Löwenzahn, Alfalfa, Brennnesselsamen und Gerstengrassaft Isoflavonoide aufnehmen. Sie begünstigen die Calciumeinlagerung in den Knochen und besitzen als Phytoöstrogene eine modulierende, adaptogene Wirkung auf den Östrogenspiegel; sowohl ein zu hoher als auch ein zu niedriger Hormonspiegel werden ausgeglichen.

Ballaststoffe Löwenzahn ist dank seiner Wurzeln, Samen, Blätter, Stängel und Blüten eine sehr ballaststoffreiche Pflanze. Ballaststoffe (Faserstoffe) sind Substanzen pflanzlichen Ursprungs, die von den Verdauungsorganen des Menschen nicht abgebaut werden können. Die Autoren Watzl und Leitzmann weisen darauf hin, dass Ballaststoffe die günstigste Wirkung haben in der Begleitung von sekundären Pflanzenstoffen, nicht als isolierte Zellulose oder in Form von mit Zellulose angereicherten Lebensmitteln. Die Aufnahme einer ausreichenden Menge von täglich etwa 30 Gramm Faserstoffen im Verbund der ganzen Pflanze wie bei Wildkräutern hilft beim Gewichtsmanagement, verringert die Fett- und Cholesterinaufnahme, verbessert die Aufnahme von Vitamin E, beugt der Bildung von Divertikeln und Dickdarmkrebs vor, fördert die Bildung einer gesunden Darmflora, senkt das Risiko für Herz-Kreislauf-Erkrankungen und Brustkrebs, beugt der Entwicklung eines Diabetes Typ II vor und wirkt Verstopfung entgegen.

Anhand von Fall-Kontroll-Studien wurde festgestellt, dass Personen mit ballaststoffreicher Ernährung ein um etwa 40 Prozent vermindertes Risiko haben, an Dickdarmkrebs zu erkranken, als Personen mit einer geringen Ballaststoffaufnahme. Die Glukosetoleranz von Gesunden und Diabetikern wird durch ballaststoffreiche Kost verbessert.

Eine ballaststoffreiche Ernährung senkt das Risiko für Bluthochdruck. Durch Ballaststoffe kann eine Senkung des Serumcholesterins um bis zu 25 Prozent erreicht werden. Ballaststoffreiche Nahrung wird im Dickdarm durch Bakterien zu kurzkettigen Fettsäuren abgebaut, die eine blutdrucksenkende Wirkung haben und die Epithelzellen des Dickdarms schützen. In einer Studie wurden 44 000 Männer im Alter zwischen 40 und 75 Jahren über einen Zeitraum von sechs Jahren untersucht. Die Personengruppe mit der höchsten Ballaststoffaufnahme hatte ein fast um die Hälfte verringertes Herzinfarktrisiko gegenüber der Gruppe mit der niedrigsten Ballaststoffaufnahme.[17]

Phytosterine Die in der Nahrung vorkommenden pflanzlichen Sterine wie Beta-Sitosterin oder Campesterin sind in ihrer chemischen Struktur den tierischen Sterinen wie dem Cholesterin sehr ähnlich. Mindestens 44 verschiedene Phytosterine aus sieben Pflanzenfamilien wurden bisher identifiziert, wobei Beta-Sitosterin das auch im Löwenzahn am häufigsten vorkommende Phytosterin ist. Seit den frühen 1950er-Jahren ist die cholesterinsenkende Wirkung der Phytosterine bekannt. Die Absorption von Cholesterin aus der Nahrung wird gehemmt. Phytosterine senken das »schädliche« LDL-Cholesterin um etwa 10 Prozent, ohne das gefäßschützende HDL-Cholesterin zu vermindern. Besonders das Dickdarmkrebs-Risiko wird bei einer hohen Phytosterinaufnahme, etwa bei Vegetariern und Veganern, gesenkt. Phytosterine binden im Darm bestimmte Gallensäuren, die eine Tumorentwicklung fördern. Beta-Sitosterin ist wichtig für die gesunde Funktion von Blase und Prostata und verhindert die altersbedingte Vergrößerung der Prostata.

Inulin und Schleimstoffe Im Herbst enthält die Löwenzahnwurzel bis zu 40 Prozent Inulin, im Frühjahr wesentlich weniger, dafür mehr gesundheitlich bedeutsame Bitterstoffe (→ Seite 62 f.). Inulin ist ein langkettiges Molekül, das praktisch nicht verdaulich ist und daher einen guten Ballaststoff für den menschlichen Organismus darstellt. Dieser pflanzliche Reservestoff kann in die

Therapie von Diabetes Typ II, dem erworbenen Diabetes, als Stärkeersatz mit einbezogen werden. Inulin dient in der Therapie der Zuckerkrankheit als Glukoseersatz, denn es enthält fast ausschließlich Fructose-Einheiten. Inulin hat präbiotische Eigenschaften und fördert damit das Wachstum und die Vermehrung von nützlichen Darmbakterien. Schleimstoffe oder Saponine bestehen aus Polysacchariden, sie saugen Gifte auf, hemmen Entzündungen, senken einen zu hohen Blutzucker, stärken das Immunsystem, wirken krebshemmend, erhöhen das Darmvolumen und optimieren damit den Stuhlgang. Man kennt ihre Wirkung im Haferschleim bei Magenverstimmung. Sie bedecken Entzündungsherde und schirmen die entzündete Stelle durch einen Schutzfilm ab, sodass weitere Krankheitserreger sich schlechter festsetzen können.

Inulin unterstützt die Verdauung.

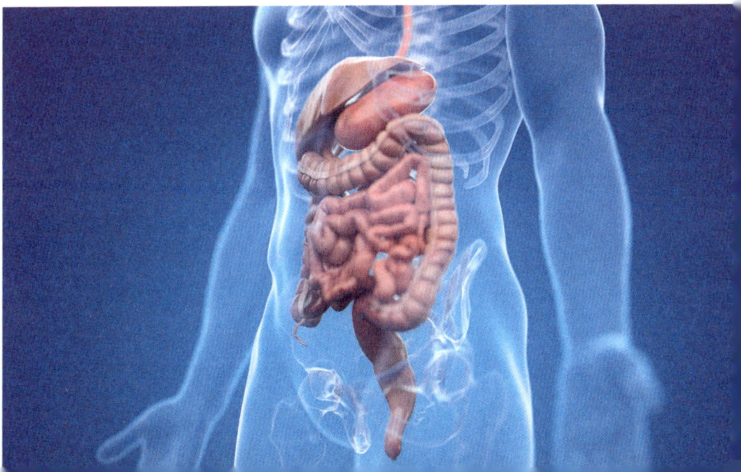

Bitterstoffe Bitterstoffe ist ein Sammelbegriff für bitter schmeckende Substanzen, die hauptsächlich in Korbblütlern wie dem Löwenzahn, in Enziangewächsen und Lippenblütlern vorkommen. Der Löwenzahn enthält selten vorkommende Bitterstoffe wie Eudesmanolid, Tetrahydroridentin B oder das Germacranolid Ainsliosid. Viele legen ihn vor der Verarbeitung als Salat oder Gemüse deshalb erst einmal für eine halbe Stunde in leicht gesalzenem Wasser ein, um ihn zu entbittern.
Bitterstoffe fördern den Speichelfluss und die Sekretion von Magensäften, indem sie indirekt über die Magenschleimhäute die Nerven des Parasympathikus reizen. Damit können Nährstoffe besser verwertet werden. Bittertees, eine halbe Stunde vor der Mahlzeit eingenommen, helfen bei Magendruck, Sodbrennen, Aufstoßen, Blähungen, Stuhlträgheit, Gallensteinen, Gallenblasenentzündung, Gelbsucht, Leberkrankheiten und gelegentlichen Darmwürmern.
Bitterstoffe regen über die Verbesserung des Gallenflusses die Fettverdauung an, sind also wahre »Fatburner«. Das Sättigungsgefühl nach Mahlzeiten hält nach dem Verzehr von Bitterstoffen länger an. Sie befeuern den Stoffwechsel und entschleimen und entschlacken den Organismus. Auch Menschen mit chronisch-entzündlichen Darmerkrankungen wie Morbus Crohn und Colitis ulcerosa können durch Bitterstoffe eine Verbesserung ihrer Symptome erleben. Bei unzureichender Zufuhr von Bitterstoffen können sich Gallensteine bilden.

Die Löwenzahn-Bitterstoffe kommen kaum in anderen Pflanzen vor. Die Terpene wie Eudesmanolid gehören zu den sekundären Pflanzenstoffen und wirken pathogenen Pilzen und Bakterien entgegen. Sie wirken im Tierversuch antikanzerogen, also krebsvorbeugend. Konzentriert im Milchsaft findet sich neben dem Bitterstoff Taraxacin das Triterpen Taraxasterol. Martina Tolnai weist in ihrem Mini-Buch »Löwenzahn« auf ein »Frühlings-Ganzkörper-Update« hin, wobei Sie ab Winterende täglich ein Stück Löwenzahnwurzel kauen und dann bis Mai eine Bikini- bzw. Badehosenfigur erreichen können. Im Frühling enthält die Wurzel nämlich konzentriert den Bitterstoff Cholin, der Leber und Galle so intensiv anregt, dass es zu einem radikalen Abbau von altem Fettgewebe kommt.[18]

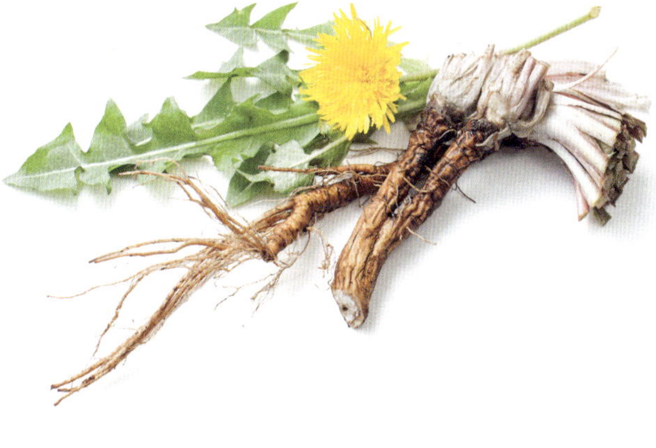

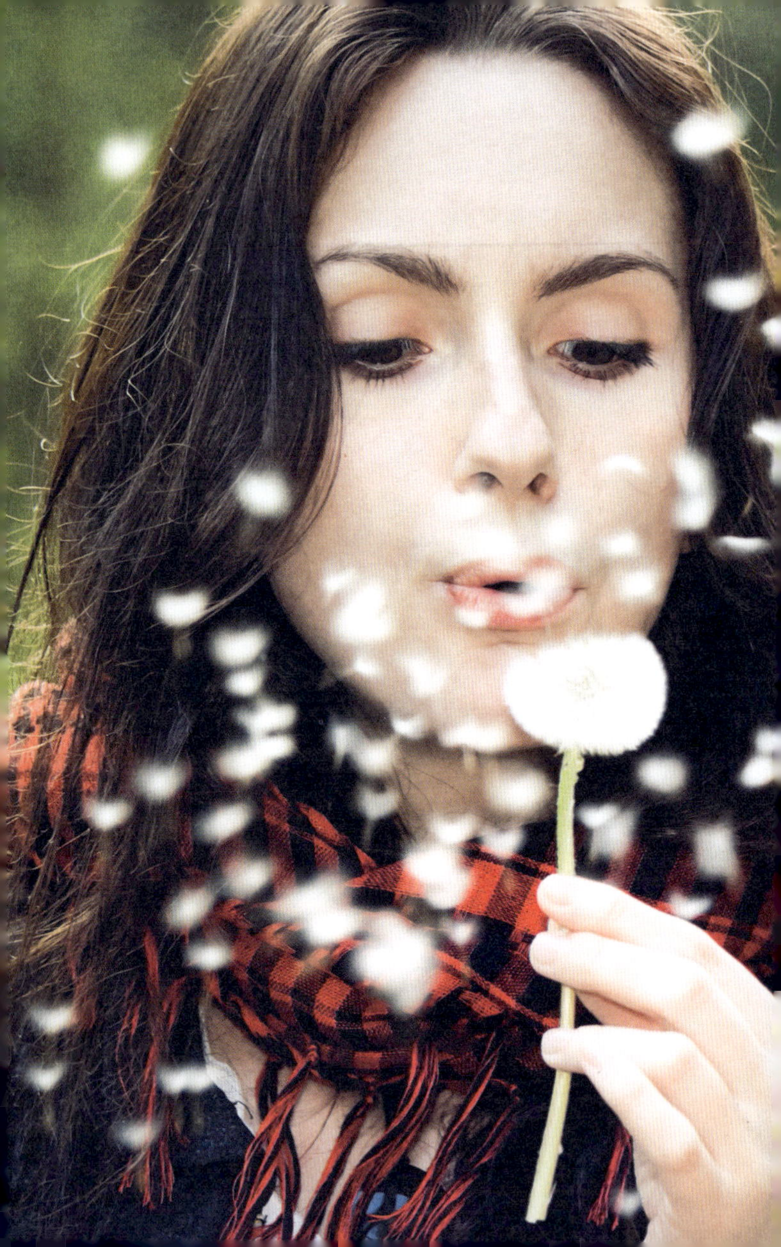

Löwenzahn als Heilpflanze

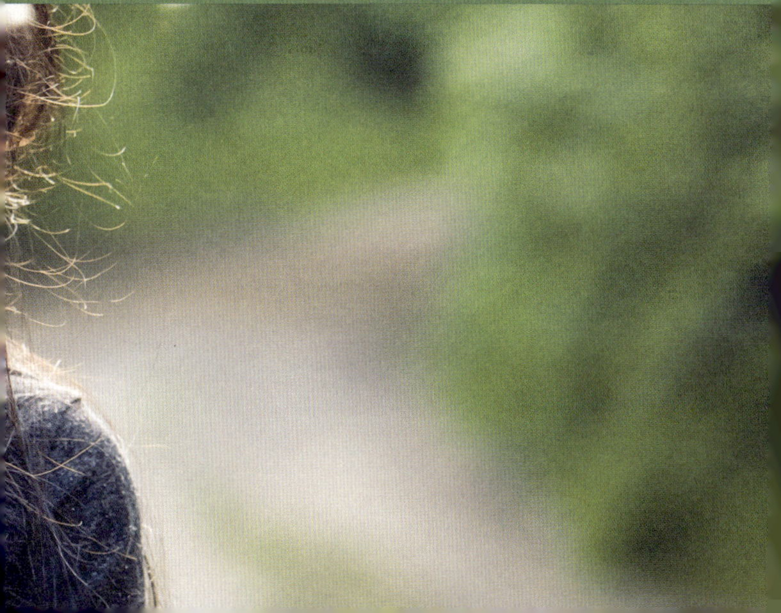

Heilwirkungen des Löwenzahns

»Wo der Löwenzahn wächst,
braucht man keinen Ginseng.« George Oshawa[19]

Die Bandbreite der Heilwirkungen vom Löwenzahn ist beeindruckend. Studien an Patienten in China mit den dort wachsenden Löwenzahnarten ergaben eine Verbesserung so unterschiedlicher Krankheitssymptome wie Ohrspeicheldrüsenentzündungen, verschwommene Sicht, Mandelentzündungen, Halsentzündungen, Gelbsucht und äußerlich bei Brandwunden.[20] Löwenzahn ist ein Allrounder, ein »Schweizer Messer« mit vielerlei Funktionen und möglichen Wirkungen. Lesen Sie hier nach, bei welchen Beschwerden oder Krankheitsbildern der Löwenzahn seine Wirkung entfaltet.

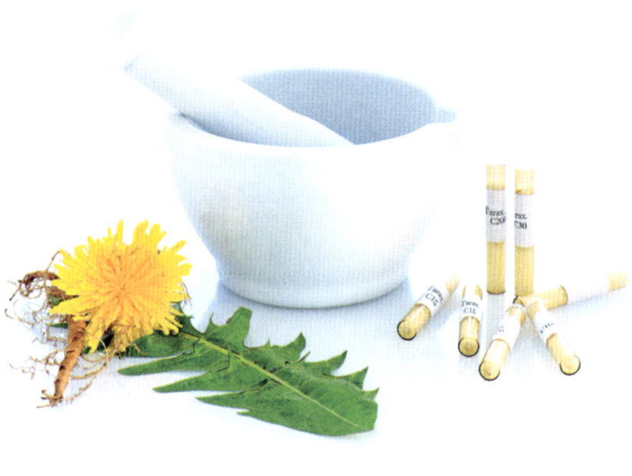

Akne

Maria Treben empfiehlt einen Tee aus Löwenzahnwurzeln. Ein gehäufter Teelöffel zerkleinerter Wurzeln wird über Nacht in einem halben Liter kaltem Wasser eingeweicht. Anschließend wird der Kaltansatz erwärmt, abgeseiht und der Tee je zur Hälfte eine halbe Stunde vor und eine halbe Stunde nach dem Frühstück schluckweise getrunken.[21] Dazu füllt man den Tee in eine Thermoskanne zum Warmhalten. Tolnai empfiehlt Jugendlichen, die unter Pubertätsakne leiden, den Verzehr von Löwenzahn, aber auch Löwenzahnwaschungen mit dem Saft aus Brennnesselstängeln.[22]

Altersflecken

Tolnai schreibt, dass der hauptsächlich aus den Stängeln austretende weiße Saft heute noch gern äußerlich gegen die braunen Hautverfärbungen eingesetzt wird.[23] In Europa, Russland und Nordamerika gilt Löwenzahn seit alters her als Schönheitsmittel. Destilliertes Wasser mit Löwenzahnblättern oder der ganzen Pflanze soll in der Lage sein, mit der Zeit Sommersprossen und Altersflecken zu entfernen. Sie können ein Löwenzahndestillat oder Hydrolat auch bei der Kräuterkundigen Jana Ellmer erwerben, siehe Adressteil (→ Seite 151). Ein Tee aus Löwenzahnwurzeln wird von den Indigenen Nordamerikas bei Leberflecken angewendet.

Alzheimer (auch Demenz)

Der bekannte Neurobiologe Professor Gerald Hüther sieht in einer optimalen Versorgung mit Mikronährstoffen und besonders sekundären Pflanzenstoffen eine wirksame Prophylaxe gegen Demenz und Alzheimer.[24]
Er empfiehlt als Basispräparat auf täglicher Basis den wohlschmeckenden Saft »LaVita« (Bezugsadresse, siehe Seite 151) mit siebzig natürlichen Zutaten, darunter Wildkräuter wie Löwenzahn und Brennnessel, sowie hoher Bioverfügbarkeit.
Alzheimer wird mit entzündlichen Prozessen in Verbindung gebracht. Im Laborversuch konnte ein Löwenzahnextrakt die Bildung von entzündungsförderndem TNF-alpha hemmen und damit Astrozyten schützen (Astrozyten stellen die Mehrheit der Zellen im zentralen Nervensystem dar). Eine andere Untersuchung an der Rush University von Chicago erbrachte, dass täglich zwei Portionen grünblättriges Gemüse wie Löwenzahn das Gehirn um durchschnittlich elf Jahre verjüngen, was durch kognitive Tests ermittelt wurde. Dr. Martha Clare Morris, internationale Expertin für den Zusammenhang von Ernährung und dem Risiko, an Alzheimer zu erkranken, untersuchte mehr als 900 Senioren mit einem Durchschnittsalter von 81 Jahren und in einem Beobachtungszeitraum von zwei bis zehn Jahren. Die Forscher machen besonders die Inhaltsstoffe Folsäure, Vitamin K, Betacarotin und den sekundären Pflanzenstoff Lutein für

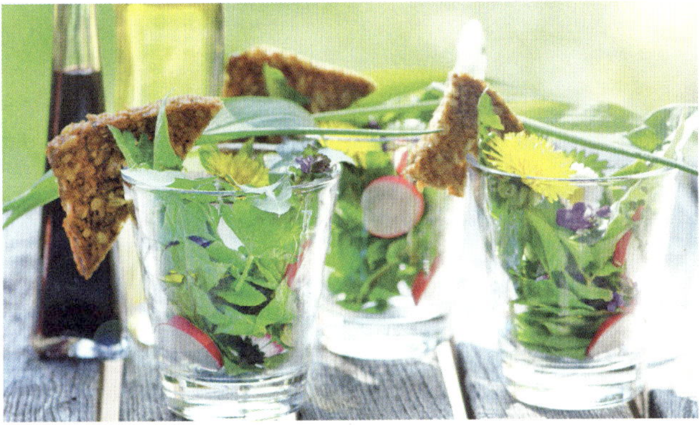

Gesundes aus der Natur gegen die Vergesslichkeit

die überraschend geistige Fitness der Senioren, die zweimal täglich grünblättriges Gemüse aßen, verantwortlich.[25] Alle diese Inhaltsstoffe finden sich im Löwenzahn.

Arthrosen

Siehe Rheuma

Augen

Seit alters her wird Löwenzahn als Augenheilmittel betrachtet. So schrieb der Kräuterarzt Nicholas Culpeper im 16. Jahrhundert: »Dieses Kraut hilft uns, weiter zu sehen, ohne dass wir eine Brille benötigen.«[26] Maria Treben empfiehlt, die Augenlider mit dem weißen Saft aus den Stängeln zu bestreichen, um die Sehstärke zu verbessern. Tolnai erklärt sich das so, dass Nieren und Augen durch das Körperwasser in Verbindung stehen und es klar sei, warum der Löwenzahn nicht nur der Niere beim Austreiben kleiner Steine hilft, sondern auch die Augen reinigt und erfrischt.[27] Löwenzahn ist reich an Carotinoiden, einer Vorstufe von Vitamin A, die gut für die Augen sind. Wenn Sie Bindehautentzündungen oder Augenreizungen wie zum Beispiel bei Heuschnupfen haben, können Sie es einmal mit Löwenzahntinktur, innerlich eingenommen, oder mit dem Verzehr frischer Löwenzahnblätter versuchen. Sind die Lider geschwollen, können Sie Löwenzahnwurzel-Tee trinken und Augenumschläge mit dem Tee machen. Hierzu ist es am praktischsten, Sie verwenden Löwenzahnkraut in Teebeuteln, erhältlich in der Apotheke. Der Beutel wird nach dem Aufbrühen lauwarm auf die Augen gelegt.

Ausschlag

Maria Treben empfiehlt, zur Blütezeit täglich zehn frische Löwenzahnstängel samt Blütenköpfen zu sammeln und roh zu essen, wobei man gründlich kauen sollte.[28] Diese »Löwenzahnstängel-Kur« sollte man vier Wochen lang praktizieren. Sie schlägt vor, die bitteren Blütenköpfe zu entfernen und nur die Blütenblätter und Stängel zu essen; wer aber von den Bitterstoffen profitieren will, isst einfach die Blütenköpfe mit.

Bakterien

Aus den Wurzeln des Löwenzahns konnten antibakterielle Stoffe isoliert werden. Aber auch in Blüten, Stängeln und Blättern finden sich Polyphenole mit potenziell antibakterieller Wirkung. Katy Diaz fand heraus, dass Polyphenole wie Terpene, Coumarin, Glabellin hoch wirksam gegen den gefürchteten Keim *Staphylococcus aureus* wirken und mäßig wirksam gegen *Escherichia coli, Klebsiella pneumoniae* sowie *Proteus mirabilis*. Die Forscher suchten nach einer effektiven Alternative zu Antibiotika bei Blasenentzündungen, weil immer mehr Keime Resistenzen entwickeln und länger dauernde Antibiotikabehandlungen Nebenwirkungen wie die Verarmung der Darmflora mit sich bringen. Sie empfehlen, aufgrund ihrer positiven Erfahrungen sowohl mit gramnegativen als auch grampositiven Bakterien, Produkte aus Löwenzahnextrakt für Harnwegsinfektionen zu entwickeln.[29]

Bandscheibenschäden

Siehe Rheuma

Blasenentzündung

Löwenzahn wirkt wassertreibend, spült die Blase und den Harnleiter durch und beseitigt so Bakterien, die zur Entzündung geführt haben. In China nimmt man bei Blasenentzündung Löwenzahn zusammen mit Gundelrebenkraut ein. Gundelrebe wird auch kriechender Günsel genannt und hat den lateinischen Namen *Glechoma hederacea L.* Jeweils 20 Gramm der getrockneten Pflanzen zerkleinert man, lässt sie eine Stunde in kaltem Wasser einweichen, dann im zugedeckten Topf für eine Viertelstunde köcheln, siebt das Ganze in eine Thermoskanne ab und trinkt den Tee über den Tag verteilt.[30]

Zutaten für den Tee: Gundelrebe und Löwenzahn

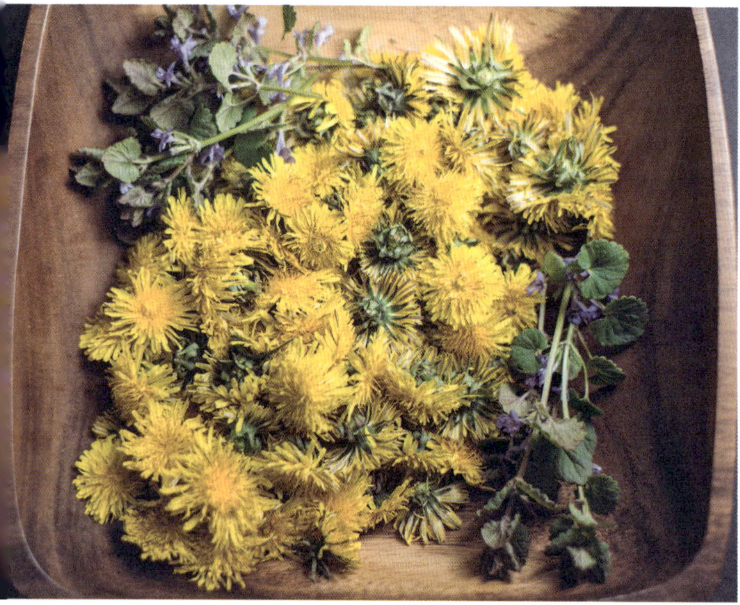

Blutdruck

Die im Löwenzahn vorhandenen Flavonoide haben eine blutdrucksenkende Wirkung. Der Effekt dieser wertvollen Nahrungs- und Heilpflanze wurde schon in den 1980er-Jahren entdeckt und zum Beispiel von Werner Christian Simonis beschrieben. Der TCM zufolge ist der blutdrucksenkende Effekt vom Löwenzahn besonders stark im Zusammenhang mit der Kleinen Brunelle, die ebenfalls bei uns wächst und auch in der Apotheke zu bekommen ist. Jeweils etwa 20 Gramm der beiden getrockneten Pflanzen (beim Löwenzahn gern alle Teile) weicht man eine Stunde in kaltem Wasser ein. Das Ganze lässt man zugedeckt 15 Minuten köcheln, seiht es ab und trinkt den Tee über den Tag verteilt. Nimmt man frische Pflanzen, spart man sich das Einweichen. Besonders wirksam ist Löwenzahn, wenn der Bluthochdruck durch Stress verursacht wird. Auch bei Menschen wie mir, die einen sehr niedrigen Blutdruck haben, hilft Löwenzahn, weil er einen trägen Stoffwechsel befeuert, die Verdauung aktiviert und den Appetit fördert. Besonders wirksam ist hierfür die Löwenzahnwurzel.

Blutreinigung

Durch Löwenzahn werden alle Ausscheidungsorgane – Leber, Galle, Milz, Bauchspeicheldrüse und Nieren – angeregt. Der angenehm bittere Geschmack wirkt reflektorisch auf den gesamten Verdauungsapparat. Löwenzahn ist Teil der Neun-Kräuter-Suppe für Blutreinigung und gegen Frühjahrsmüdigkeit. Maria Treben, die berühmte Kräuterkundige, empfiehlt zur Blutreinigung frisch ausgegrabene Löwenzahnwurzeln, abgebürstet und roh verzehrt.

Covid-19

Extrakte aus den Blättern vom Löwenzahn können die Entwicklung des Virus möglicherweise hemmen, wie Forscher der Universität Freiburg und München in einer Studie herausfanden, die 2021 veröffentlicht wurde.[31] Inhaltsstoffe dieser Heilpflanze blockieren die Bindung von Spike-Proteinen an menschliche Lungen- und Nierenzellen. Die Interaktion zwischen den ACE2-Zelloberflächenrezeptoren und dem Sars-CoV-2-Spike-Protein D614 sowie einigen Mutanten wird durch den Extrakt verhindert. Das Spike-Protein wird vom Virus benutzt, um an menschliche Zellen anzudocken und die Aufnahme des Virus in die Zelle zu vermitteln. Viruspartikel konnten daran gehindert werden, an Lungenzellen anzulagern, und stoppten den Entzündungsprozess.
Humanstudien am Menschen fehlen allerdings bisher. Die Forscher sehen Löwenzahn als vielversprechende Möglichkeit der Prävention von SARS-CoV-2-Infektionen.[32]

Darmprobleme

Siehe auch Durchfall und Verstopfung
Besonders im Herbst und Winter enthält die Löwenzahnwurzel extrem viel Inulin. Inulin gehört zu den Ballaststoffen und hat eine präbiotische Wirkung, das heißt, es fördert das Wachstum von physiologischen Darmbakterien, verdrängt pathologische Darmkeime und optimiert so die Verdauung. Bei Verdauungsbeschwerden können täglich zehn frische Blätter oder zehn frische Blütenstängel mit Blüte gegessen werden. Alternativ kann man bei Verdauungsbeschwerden jeder Art einen Teelöffel getrocknete pulverisierte Wurzel in ein Glas Wasser einrühren und dies zweimal täglich vor den Mahlzeiten trinken. Löwenzahn-Presssaft wäre eine Alternative. Auch das homöopathische Mittel »Taraxacum« (→ Seite 114) wird bei Erkrankungen des Magen-Darm-Traktes und des Leber-Galle-Systems genutzt.

Diabetes

Löwenzahn ist so wirksam gegenüber Diabetes Typ II, dass ich diesem Thema ein eigenes Kapitel gewidmet habe (→ Seite 96 ff.). Für eine Kräutermischung, die Löwenzahn enthielt, wurden glättende Wirkungen auf die Blutzuckerkurve bei Diabetes Typ II aufgezeigt sowie eine günstige Wirkung auf den Zuckerstoffwechsel überhaupt.[33] Zur Blutzuckersenkung kann man ein etwa knoblauchzehengroßes Stück frische Wurzel täglich essen, wobei sich der Effekt nach einigen Tagen deutlich zeigt. Dieser Effekt muss bei einer Medikamentierung berücksichtigt werden, um nicht zu unterzuckern. Während die medizinische Anwendung für Magen, Galle und Darm kurmäßig erfolgen sollte, sollte die Optimierung des Blutzuckerspiegels stetig erfolgen. Die Herbstwurzeln wirken deutlich stärker als gelagerte oder im Frühjahr ausgegrabene.

Als Diabetiker sollte man isolierten Frucht- und Haushaltszucker sowie Weißmehlprodukte meiden, weil alle genannten Stoffe die Bauchspeicheldrüse zur Insulinausschüttung zwingen und damit überfordern. Ausdauertraining ist günstig, man kann dem Diabetes »davonlaufen«.

Die lange Löwenzahnwurzel

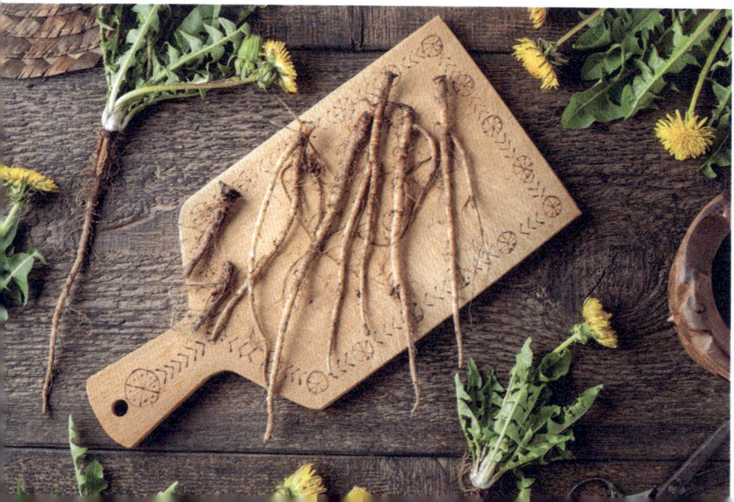

DNA-Schutz

DNA-Schäden in menschlichen Zellen konnten durch Chlorophyll vollständig beseitigt werden. Im Namen der Wissenschaft tranken Freiwillige eine Lösung mit radioaktivem Aflatoxin, einem Karzinogen, mit oder ohne Spinatchlorophyll. Eine Spinatmenge, die sechs Tassen entsprach, machte bis zu 40 Prozent der Karzinogene unschädlich.[34]

Durchfall

Löwenzahn hilft auch bei Durchfall, am effektivsten in gedünsteter Form als Löwenzahn-Gemüse. Man kann auch Löwenzahn zusammen mit Linsen kochen.

Entzündungen

Die Flavonoide im Löwenzahn sowie die Bitterstoffe, vor allem Taraxasterol, wirken Entzündungen entgegen, wie Studien bestätigen.[35]

Erkältungen (Fieber, Husten, Halsweh)

Löwenzahn ist in Europa, Russland, China und Nordamerika ein altes Volksheilmittel bei Husten, Fieber und Halsschmerzen. Die Indigenen Nordamerikas machen eine Abkochung der ganzen Pflanze; auch der Saft aus der ganzen Pflanze hilft gut bei Erkältungen und Fieber. Saft und Tee wirken fiebersenkend und hustenstillend sowie beruhigend und entzündungshemmend. In der Volksmedizin Europas wurde auch frisches Löwenzahnkraut zerhackt und in Weißwein eingelegt; man trank davon ein Glas zum Beispiel vor den Fieberschüben der tertiären Malaria, die europaweit grassierte.

Flexibilität

Der Löwenzahn ist eine der plastischsten, anpassungsfähigsten Pflanzen, die es gibt. Er hat nichts Starres an sich. An feuchten Standorten werden seine Blätter riesig groß und die Blütenstiele bis kniehoch, an sonnigen sind sie viel ausgeprägter gezahnt, und in hohen Lagen oder kalten Gegenden wie der Tundra bleibt die Pflanze winzig und der Blütenstängel kurz. Diese Flexibilität schenkt er den Menschen auf der seelischen Ebene. Wir bleiben im Fluss, offen für Neues, und wir lassen verkrustete Denk- und Verhaltensmuster leichter los.

Fruchtbarkeit

Wissenschaftler fanden im Tierversuch heraus, dass Löwenzahn zusammen mit Rooibos-Extrakt die Testosteron- und Spermienproduktion stimulierte.[36]

Gallenleiden

Wissenschaftler unterstützen den Einsatz von Löwenzahn bei Krankheiten, die mit einem Gallenstau zusammenhängen. Bei Gallenleiden empfiehlt Maria Treben ihre Löwenzahnstängel-Kur, wobei man vier Wochen lang täglich zehn Blütenstängel samt Blütenblättern verzehrt, und zusätzlich Brennnessel-Tee.[37] »Nach einer Löwenzahn-Kur können sich Gallensteine völlig schmerzfrei lösen.«[38] Sollte gerade keine Blütezeit sein, empfehle ich alternativ, Blätter oder Wurzeln des Löwenzahns roh zu essen.

Achtung: Es gibt Hinweise, dass man bei Gallensteinen keine Löwenzahnprodukte nehmen soll. Sicherlich sind Sie bei diesem Krankheitsbild in ärztlicher Behandlung und können dieses Thema klären.

Geburtshilfe

Ruoff empfiehlt zur Erleichterung der Geburt einen Geburtstee mit Löwenzahn und Frauenmantel *(Alchemilla vulgaris L.)*. Ein Teelöffel Kraut pro Pflanze mit 250 ml kochendem Wasser übergießen und 10 Minuten bedeckt ziehen lassen. Trinken Sie dreimal täglich eine Tasse davon.[39]

Gelbsucht

Dank seiner blutreinigenden Wirkung ist der Löwenzahn für Maria Treben ein wirksames Kraut im Kampf gegen die Gelbsucht, und sie empfiehlt ihre Löwenzahnstängel-Kur: vier Wochen lang täglich zehn Löwenzahnstängel mit den Blütenblättern essen.[40]

Gewichtsmanagement

Übergewicht ist ein Risikofaktor für viele Krankheiten wie zum Beispiel Diabetes Typ II und Krebs. Löwenzahn kann einen Beitrag zum Gewichtsmanagement leisten, durch die Aktivierung des Stoffwechsels und die Verbesserung des Fettstoffwechsels vor allem durch seine Bitterstoffe und Polyphenole.[41] Ich empfehle dazu die Löwenzahnstängel-Kur im Frühjahr: täglich zehn frische Löwenzahnstängel mit oder ohne Blüte essen. Wenn gerade keine Löwenzahnzeit ist, tut es auch Löwenzahn-Frischpflanzen-Presssaft aus dem Reformhaus. Auch frische Löwenzahnblätter und im Winter die Wurzeln wirken. Eine Löwenzahnkur sollte mindestens drei Monate lang durchgeführt werden, am besten, bis das Wunschgewicht erreicht ist.

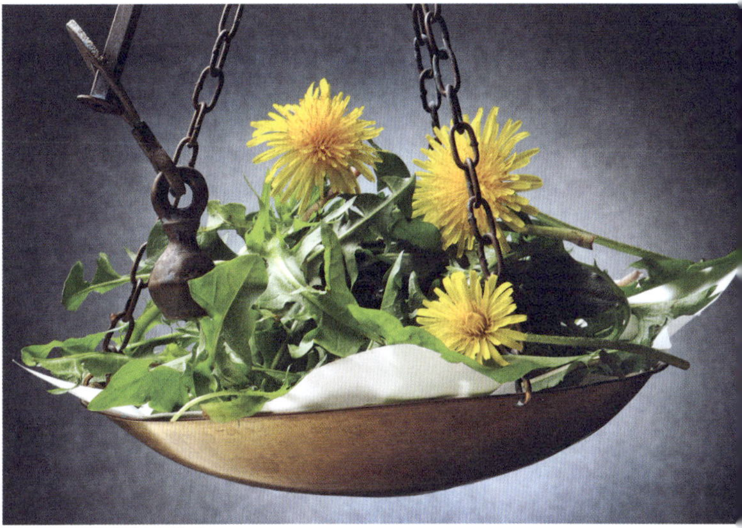

Löwenzahn – ein Allrounder fürs Gewichtsmanagement

Gicht

Wegen seiner basenbildenden und blutreinigenden Wirkung ist der Löwenzahn ein wirksames Kraut im Kampf gegen die Gicht. Man sammelt zur Blütezeit Löwenzahnstängel, wäscht sie und isst täglich bis zu zehn Stück roh.[42] Ist gerade keine Blütezeit, isst man Blätter und fein geraspelte Wurzelstücke roh im Salat. Äußerlich hilft ein Brennnesselbad. Hierfür braucht man 200 Gramm frische oder 100 Gramm getrocknete Brennnesselblätter, die man als Tee aufgießt, 10 Minuten ziehen lässt und abgeseiht dem Badewasser hinzufügt.

Hämorrhoiden

In der Volksheilkunde in Russland, Deutschland und bei den Indigenen Nordamerikas wird Löwenzahn äußerlich bei Hämorrhoiden eingesetzt. Man tunkt einen kleinen Schwamm in starken Löwenzahntee oder unverdünnten Saft, führt ihn in den After ein und lässt ihn dort, während man liegt, eine Weile wirken. Man kann natürlich auch ein Tampon nehmen.

Haut

Löwenzahn stimuliert die Bildung von Collagen und Bindegewebszellen und schützt die Haut sogar vor den Schäden durch UV-Licht.[43] Löwenzahn kann bei Hautproblemen jeder Art innerlich als Tee oder Saft und äußerlich als Tinktur angewendet werden. Bei allergischen Hauterkrankungen wie Nesselsucht hat die Heilpraktikerin Marianne Ruoff damit gute Heilerfolge erzielt. Löwenzahn hilft auch bei Abszessen (Eiterbeulen), Hautgeschwüren, Wunden, Flechten, Krätze und sogar infizierten Schlangenbissen. In Europa wurden Umschläge mit Tüchern gemacht, die in destilliertes Löwenzahnwasser getunkt wurden, und man wusch Wunden mit diesem Wasser aus. Außerdem verwendete man Löwenzahnsaft mit Leinöl äußerlich für bessere Wundheilung, Hautgeschwüre und Fisteln.

Herzgesundheit

Forscher fanden heraus, dass Löwenzahnextrakte aus Blättern und Blüten im Tierversuch antioxidative Wirkungen entfalten, den Cholesterinspiegel senken, Triglyceride reduzieren und Arteriosklerose verbessern sowie die Durchlässigkeit von Blutgefäßen (siehe »Thrombose«, Seite 94). Michael Greger schreibt in seinem (deutschsprachigen) Buch »How not to die«, dass grünblättriges Gemüse die größte herzschützende Wirkung vor häufigen chronischen Krankheiten einschließlich einer Risikoverminderung um bis zu 20 Prozent im Fall von Herzinfarkt und Schlaganfall habe.[44]

Löwenzahn ist vielseitig einsetzbar.

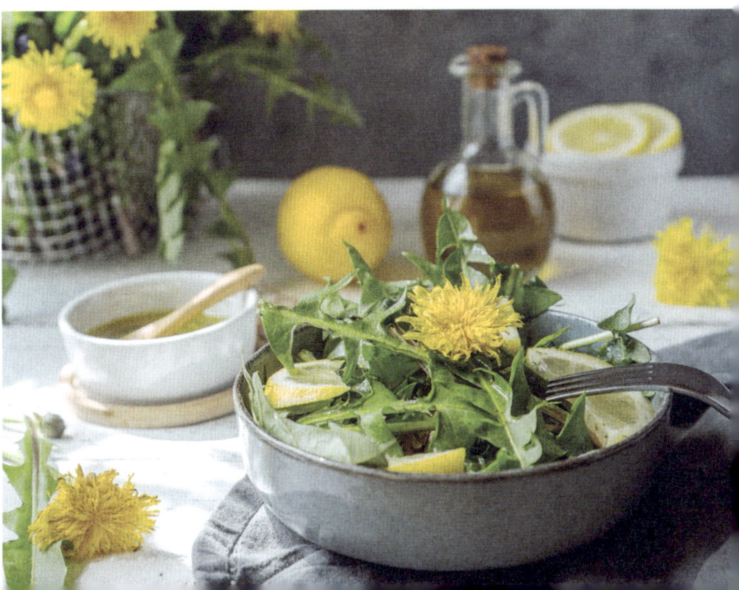

Immunsystem

Löwenzahn entgiftet, indem er alle Ausscheidungsorgane anregt. Dadurch beseitigt Löwenzahn nach und nach den »Schleimrasen«, der auf Schleimhäuten Viren und Bakterien einen idealen Nährboden zur Vermehrung bietet, und fördert dadurch die Immunantwort von Haut und Schleimhäuten. Löwenzahn schützt vor pathogenen Viren und Bakterien. Studien belegen die immunstärkende Wirkung.[45]

Juckreiz

Hautunreinheiten, Allergien und Ausschläge sind oft mit starkem Juckreiz verbunden. Wer ihm nachgibt und zu kratzen beginnt, verhindert die Heilung. Maria Treben empfiehlt zur Linderung des Hautjuckens eine Kur mit frischen Löwenzahnstängeln über 14 Tage hinweg: Man sammelt täglich zehn Stängel mit Blüten, wäscht sie, entfernt den Blütenkopf und zerkaut die Stängel roh.[46] In meinen Augen kann man gern die Blütenköpfe wegen ihrer gesunden Bitterstoffe mitessen.

Knochengesundheit

Die Inhaltsstoffe im Löwenzahn helfen, den Abbau des Knochengewebes zu bremsen, wie etliche Studien belegen.[47] Vermutlich sind hierfür nicht nur der hohe

Calciumgehalt und Gehalt an Vitamin K der Pflanze verantwortlich, sondern auch das Magnesium und das Spurenelement Molybdän, die dabei helfen, Calcium in die Knochen einzulagern.

Kopfschmerzen

Bei Kopfschmerzen empfiehlt Maria Treben wieder zehn Löwenzahnstängel täglich mit Blütenblättern als Rohkost.[48] Oft entstehen Kopfschmerzen durch eine Übersäuerung oder Verschlackung des Organismus. Belastetes Blut passiert die Blut-Hirn-Schranke und kann zu Kopfschmerzen führen. Auf jeden Fall sollte mehr Wasser getrunken werden, ähnlich wie beim Fasten, um die Entschlackung zu fördern.

Krebs

Wissenschaftler fanden krebsvorbeugende und sogar krebsheilende Wirkungen in verschiedenen Teilen des Löwenzahns, sodass ich diesem Thema ein Extrakapitel (→ Seite 96 ff.) gewidmet habe; hier finden Sie auch die entsprechenden Quellenhinweise. Die krebshemmende Wirkung wurde bisher an Prostatakrebszellen, Blutkrebszellen, Brustkrebszellen und Bauchspeicheldrüsen-Krebszellen gefunden. Im Internet finden sich darüber hinaus Berichte von Patienten, die von ihren Heilerfolgen erzählen.[49]

Lebererkrankungen

Alle Bestandteile vom Löwenzahn wirken als Leberschutz. Daher wird von Forschern empfohlen, aus der Pflanze alternative Leberheilmittel zu entwickeln. Sowohl in der chinesischen als auch in der europäischen und besonders der russischen Volksheilkunde wird Löwenzahn bei Leber- und Gallenbeschwerden eingesetzt. Man kann die Löwenzahn-Stängelkur machen, ein fertiges Präparat ohne Alkohol oder Löwenzahn-Presssaft aus dem Reformhaus nehmen. Im Detail können Löwenzahnextrakte die Leber vor Schäden durch Alkoholkonsum schützen.[50] Löwenzahn hilft auch, den Zustand der nichtalkoholischen Fettleber zu verbessern.[51] Ich empfehle grundsätzlich, Löwenzahn zu verwenden, wenn man Medikamente einnehmen muss, welche die Leber belasten können. In Russland trank man bei Gelbsucht und Leberentzündung Löwenzahnsaft zusammen mit Molke.[52] Wurzelextrakt hat sich wirksam bei akuten und chronischen Lebererkrankungen erwiesen.[53]

Leistungsfähigkeit

Wer frische Löwenzahnblätter und -blüten im Müsli oder im Salat isst oder in Form von Saft oder Smoothies zu sich nimmt, wird vermutlich den unmittelbar energetisierenden Effekt erleben. Einige machen allerdings erst eine Entgiftungsphase durch, bevor sie diese Wirkung erfahren.

Magenkrebs

Bei Magenkrebs empfiehlt Maria Treben sechs bis acht Tassen eines Mischtees aus der gleichen Menge von möglichst frischen Brennnesseln und Ringelblumen.[54] Alternativ einen Mischsaft aus frisch gepflückter Brennnessel, Löwenzahn, Schafgarbe und Spitzwegerich. Die Kräuter wäscht man und presst sie in einem Entsafter aus. Diesen Frischsaft stellt man kühl und nimmt stündlich einen Esslöffel davon ein. Ist eines der Heilkräuter jahreszeitenbedingt nicht frisch verfügbar, setzt man es entweder in getrockneter Form zu oder lässt es ganz weg. Außerdem empfiehlt Maria Treben den Kleinen Schwedenbitter-Umschlag (Kleinen Schwedenbitter gibt es in der Apotheke, darüber kommt als Wärmeschutz eine Lage trockene Watte und eine Plastikfolie) und vorweg eine Einreibung des Magenbereichs mit Ringelblumensalbe oder über Nacht einen Zinnkraut-Umschlag.

Magenschmerzen

Bei Magenschmerzen kann Löwenzahnwurzel-Tee helfen. Man lässt 30 Gramm getrocknete Löwenzahnwurzel eine Stunde in einem Liter Wasser einweichen. Dann bringt man das Wasser zum Kochen und kocht die

Wurzel zugedeckt 15 Minuten aus. Anschließend das Ganze in eine Thermoskanne absieben und schluckweise über den Tag verteilt trinken, bis die Beschwerden weg sind. Verwendet man frische Wurzel, kann die Einweichzeit entfallen.

Menstruationsbeschwerden

Löwenzahn kann Wasseransammlungen vor Einsetzen der Menstruation vermeiden. Im Gegensatz zu Entwässerungsmitteln, die Kaliumräuber sind, führt Löwenzahn als eine der kaliumreichsten Heilpflanzen dem Körper Kalium zu. Die Indigenen Nordamerikas verwenden bei Menstruationsbeschwerden eine Abkochung aus jungen Löwenzahnblättern oder aus den Blüten.[55]

Abkochung von Löwenzahnblüten

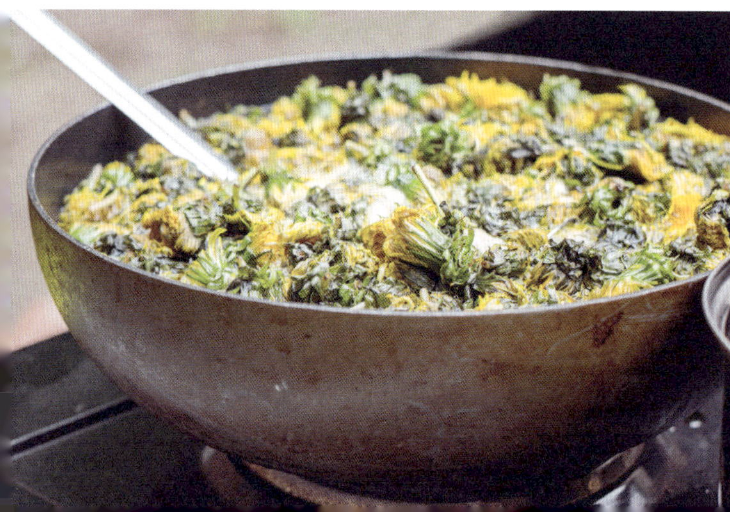

Milzerkrankungen

Bei Milzerkrankungen empfiehlt Maria Treben wieder die Löwenzahnstängel-Kur. Ich möchte ergänzen, dass auch die Blätter und die Wurzeln des Löwenzahns ähnliche heilkräftige Inhaltsstoffe aufweisen.

Nierenbeschwerden

Bei Nieren- und Blasenbeschwerden kann man Löwenzahnwurzeln klein geschnitten übers Essen geben, bspw. eine Suppe, einen Eintopf oder ein Gemüsegericht.

Nierensteine, Nierengrieß

Zur Vorbeugung trinkt man einmal wöchentlich einen ganzen Liter Löwenzahn-Blättertee schluckweise innerhalb von 15 bis 20 Minuten; im Akutfall (etwa bei einem Nieren- oder Harnleiterstein) täglich, um die Austreibung zu unterstützen.[56]

Operationen

Narkose- und Schmerzmittel belasten die Leber sehr, sodass ich empfehle, vor und nach der Operation Löwenzahntinktur einzunehmen, sobald Trinken wieder gestattet wird. Hierdurch werden Narkosegifte schneller ausgeschieden. Der oder die Betroffene sollte zur Unterstützung viel trinken. Löwenzahntinktur kann man selbst herstellen oder fertig kaufen – man nimmt dreimal täglich zwei bis fünf Tropfen.

Osteoporose

Siehe Knochengesundheit

INFO

RÄUCHERN

Löwenzahn finden Sie kaum in den üblichen Büchern über Räuchern, er ist keine klassische Räucherdroge wie zum Beispiel der Beifuß. Heimische Räucherkräuter sind zu Recht im Kommen – Weihrauch etwa wächst hier gar nicht, und wir brauchen auch keinen indianischen Salbei aus den USA, unser hiesiger tut es auch. Ich habe gute Erfahrungen mit Löwenzahn als Räucherdroge gemacht. Wenn man mit getrocknetem Löwenzahn – Blüten, Blätter, Stängel, Wurzeln – räuchert, vertreibt er das Gefühl von Schwere und Dunkelheit, und die Anwender können wieder die »Sonne« im Herzen spüren, bekommen also wieder ein sonniges Gemüt.

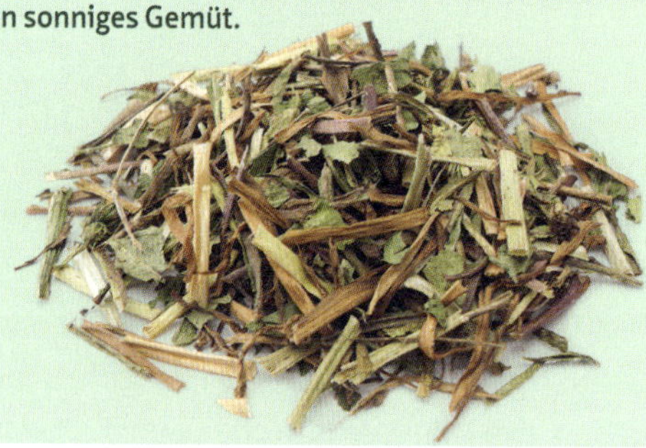

INFO

WAS TUN GEGEN TRÜBE TAGE?

Außer Löwenzahn empfehle ich für mehr heitere Gelassenheit die stimmungsaufhellende und -stabilisierende wild wachsende Afa-Alge (→ Literaturempfehlungen Seite 148 f.) sowie das authentische Reiki, eine ganz einfache Meditationsmethode, die uns zentriert und in unsere Mitte bringt. Diese kinderleichte Methode unterrichte ich seit 1984.

Resilienz (seelische Widerstandsfähigkeit)

Ich erfahre, dass Löwenzahn mich nicht nur körperlich, sondern auch seelisch stärkt und ich leichter emotional »Oberwasser« behalte bei den Herausforderungen des Alltags und der gesellschaftlichen Krisen.

Rheuma

R. F. Weiß schreibt in seinem Buch »Moderne Pflanzenheilkunde«,[57] dass der Löwenzahn durch seine Stoffwechselwirkung bei Rheuma hilft. Er empfiehlt im zeitigen Frühjahr eine Löwenzahnkur. Hierfür bevorzugt er den Löwenzahntee aus der gemahlenen Wurzel. Nehmen Sie ein bis zwei Teelöffel auf ein Glas Wasser, lassen Sie das Ganze kurz kochen, dann 10 Minuten ziehen, und seihen Sie den Tee ab. Trinken Sie morgens und mittags ein Glas voll. Alternativ nehmen Sie morgens und mittags ein bis zwei Esslöffel eines Frischpflanzen-Presssafts zu sich, den es in Reformhäusern gibt. Diese Löwenzahnkur sollte man vier bis sechs Wochen lang durchführen. Die hauptsächlichen Anwendungsgebiete sind nach Weiß chronische Arthrosen *(Arthrosis deformans)*, chronische degenerative Erkrankungen der Wirbelgelenke *(Spondylosis deformans)* mit Neigung zu Hexenschuss und Ischias sowie die sogenannten Bandscheibenschäden. Äußerlich hilft nach Maria Treben ein Brennnesselbad, etwa ein- oder zweimal die Woche, das Rezept finden Sie unter dem Stichwort »Gicht«, siehe Seite 81. Innerlich empfiehlt sie wieder ihre Löwenzahnstängel-Kur.

Schlafstörungen

Viele Schlafstörungen resultieren aus übersäuerten Körpersäften, welche die Nerven reizen und die Drüsenproduktion hemmen. Basenreiche Grünsäfte aus Spirulina oder Gerstengras oder Salate aus Löwenzahn können hier einen Ausgleich schaffen. Alle erwähnten grünen Power-Lebensmittel enthalten die Aminosäure Tryptophan, die im organischen Verbund mit Kohlenhydraten als Trägersubstanz die Blut-Hirnschranke passiert und dann in den stimmungsaufhellenden Botenstoff Serotonin umgewandelt wird, das wiederum abends in Form von Melatonin für erholsamen Schlaf sorgt. Damit ist für ein natürliches Schlafbedürfnis und eine Vertiefung der Schlafphase gesorgt. Im fortschreitenden Alter produziert der Körper aus eigener Kraft weniger Melatonin. Durch eine Stunde an der frischen Luft am besten am Vormittag erhöhen wir die Serotoninproduktion und damit am Abend dann die Melatoninproduktion durch die Zirbeldrüse, die auf Tageslicht angewiesen ist.

Schwellungen

Beinschwellungen (auch durch Verstauchung) kann man durch Umschläge mit Löwenzahnblättern und Einnahme von Löwenzahntinktur erfolgreich behandeln. Für die Umschläge zerquetscht man frische Löwenzahnblätter mit einem Nudelholz oder einer Glasflasche auf festem Untergrund, legt den Brei auf die Beine auf und fixiert alles mit einem Tuch und Sicherheitsnadeln. Der Löwenzahn wirkt innerlich und äußerlich wassertreibend.

Stoffwechselerkrankungen

Maria Treben empfiehlt auch hierfür wieder ihre Löwenzahnstängel-Kur, siehe Stichwort »Gallensteine« (→ Seite 79), und alternativ einen Kalmuswurzel- oder Misteltee (Apotheke). Da in den Stängeln ähnliche Inhaltsstoffe zu finden sind wie in Blättern oder Wurzeln des Löwenzahns, können Sie auch auf diese Pflanzenteile zurückgreifen, wenn die Blütezeit entweder vorbei oder noch nicht angebrochen ist.

Thrombose

Thrombosen können zu potenziell lebensbedrohlichen Lungenembolien führen. Die Forscher Michal Majewski und andere konnten nachweisen, dass Löwenzahnblüten und -blätter und die Flavone darin die Fähigkeit haben, den oxidativen Stress in Blutplättchen zu reduzieren, Blutfette und Bluteiweiß vor Oxidation zu schützen, das Niveau von Triglyceriden und des Gesamtcholesterins zu senken und die Zusammenballung von Blutplättchen zu verhindern.[58] Sowohl Blatt- als auch Blütenextrakte erhöhten die antioxidative Kapazität im Blut und verbesserten den Index für Arteriosklerose. Die Gefäßdurchlässigkeit und Elastizität der Gefäße wurde durch die Löwenzahnextrakte verbessert. Die Autoren sprechen in ihrer Zusammenfassung von »einem weiten Spektrum von Aktivitäten« durch Löwenzahnbestandteile und bestätigen, dass Löwenzahn als Bestandteil von funktionellen Lebensmitteln »das Potenzial hat, eine ganze Reihe von Vorteilen für die menschliche Gesundheit mit sich zu bringen«[59].

Verstopfung

»Schlechte Verdauung und Verstopfung werden behoben.«[60] Am besten hilft bei Verstopfung roher Löwenzahn in Form von Salat, Saft oder in Smoothies.

Viren

In Labortests war Löwenzahn gegen Viren wie das HIV-Virus, Hepatitis-B-Virus, Hepatitis-C-Virus, Dengue-Virus sowie das Grippevirus wirksam.[61]

Warzen

Der weiße Saft aus den Stängeln wird auch heute noch gern gegen Warzen eingesetzt.

Zahnprobleme

Sie können Löwenzahn zur Zahnpflege einsetzen, indem Sie ein Stückchen Löwenzahnwurzel nach jeder Mahlzeit kauen und runterschlucken. Die Indigenen Nordamerikas, bekannt durch ihre schönen weißen Zähne, kauten Löwenzahnstängel gegen Karies und Löwenzahnwurzeln gegen Zahnschmerzen. Die zerfranste Wurzel einer dort heimischen Löwenzahnart wurde wie eine Zahnbürste verwendet. Im alten China rieb man sich zweimal täglich die Zähne mit Löwenzahn ein. Das sollte nicht nur gut für die Zähne sein, sondern auch gegen graue Haare helfen und für ein jugendliches Aussehen sorgen.[62]

Diabetes Typ II und Krebs

Diabetes Typ II und Krebs sind zu Volkskrankheiten geworden. Jeder zweite Deutsche bekommt in seinem Leben Krebs, etwa jeder elfte erkrankt an Diabetes.

Wie Löwenzahn bei Diabetes Typ II helfen kann

Die explosionsartige Zunahme von Diabetes-Typ-II-Fällen weltweit bedeutet millionenfaches Leid und immense Kosten für die Gesundheitssysteme. Man schätzt, dass weltweit etwa 382 Millionen Menschen an dieser Krankheit leiden (Stand 2011), und bis 2035 soll diese Zahl um unglaubliche 200 Millionen Krankheitsfälle wachsen, wenn keine Maßnahmen der Prävention ergriffen werden.[63] Mittlerweile leidet jeder elfte Erwachsene in Deutschland an Diabetes.[64]

Die Hauptaufgabe der Bauchspeicheldrüse besteht darin, Insulin auszuschütten, um überschüssige Glukose in die entsprechenden Speicherstätten im Körper zu schaffen und sie damit unschädlich zu machen. Werden die Mitochondrien mit unnötiger Glukose überschwemmt, werden freie Radikale freigesetzt, die alles angreifen, was ihnen begegnet, unsere DNA schädigen und das Risiko für Krebs, Diabetes Typ II, Entzündungen und verfrühte Alterungsprozesse erhöhen. Fructose wirkt übrigens noch viel negativer auf den Zuckerstoffwechsel als Glukose und kann ausschließlich als Fett eingelagert werden. Viele Inhaltsstoffe in Löwenzahn haben eine antioxidative Wirkung als Radikalenfänger. Wenn unser Insulinspiegel über einen langen Zeitraum hinweg hoch war, werden unsere Zellen irgendwann resistent gegen Insulin. Insulinresistenz gilt als Hauptursache des erworbenen Diabetes. Je höher infolgedessen der Blutzuckerspiegel steigt, desto mehr Insulin wird Diabetikern verabreicht. »Das senkt die Glukosekonzentration nur vorübergehend, weil die Fettzellen – die großen Speicherstätten – mit Gewalt zur Öffnung gezwungen werden: Der Betroffene nimmt zu.«[65] Das Kernproblem – der zu hohe Insulinspiegel – bleibt. Zusätzliche Insulingabe hilft Diabetikern zwar auf kurze Sicht, »aber langfristig verschlimmert es die Erkrankung«[66].

Die Bauchspeicheldrüse

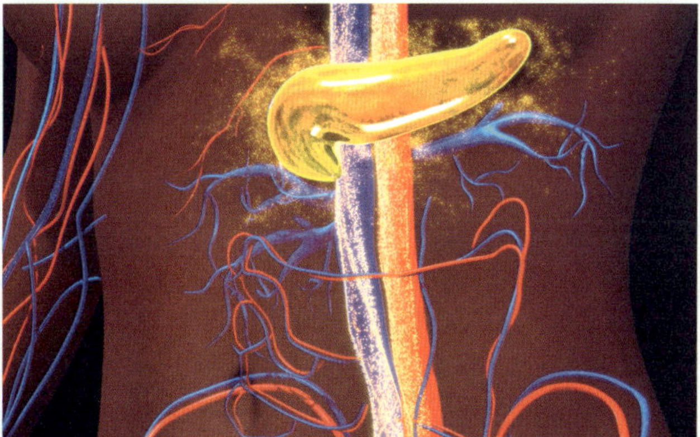

Schlussendlich kann ein chronischer Diabetes zum Erblinden und zu Nierenversagen führen. Er ist der Haupt-Risikofaktor für Herz-Kreislauf-Erkrankungen und Schlaganfall. Alle Organsysteme sind betroffen. Bewegung und eine ausgewogene Ernährung gehören als Prophylaxe für eine stabile Gesundheit dazu, auch um flüchtige Säuren abzuatmen und über die Haut zu entgiften. Algen und Wildkräuter sind die basenreichsten Lebensmittel, die uns zur Verfügung stehen (bei Meeresalgen limitiert jedoch der Jodgehalt die gesunde Menge). Auch eine Methode für Stressmanagement wie das authentische Reiki, weil chronischer Stress den größten Säurefaktor überhaupt darstellt, halte ich für absolut empfehlenswert. Ähnlich wie bei Gerstengrassaft oder Spirulina kann sich durch regelmäßige Aufnahme von Löwenzahn der Blutzuckerspiegel normalisieren. Dieser Effekt wird auf die langsame Verdauung der als Polysaccharide vorliegenden Kohlenhydrate zurückgeführt – das sind komplexe Mehrfachzucker – und auch auf die Wirkung der Spurenelemente Mangan und Zink. Beide sind wichtig für die Insulinspeicherung, Wundheilung und Stärkung des Immunsystems. Jessie Inchauspé schreibt in ihrem Buch »Der Glukose-Trick« im Kapitel »Je mehr Ballaststoffe, desto besser«, dass selbst Vollkornbrot als Ballaststoffquelle nicht optimal ist, »da Brot immer Stärke enthält und daher eine Glukosespitze auslöst. Weißt du, wie du dir am besten Ballaststoffe zuführst? Über grünes Gemüse. Das enthält größtenteils Ballaststoffe

und nur sehr wenig Stärke.« Damit sind wir wieder beim Löwenzahn! Der hohe Anteil an Enzymkomplexen und Bitterstoffen regt die Tätigkeit der Bauchspeicheldrüse an. Enzymreiche rohe Pflanzennahrung wie Löwenzahn, Brennnessel, Gerstengrassaft oder Spirulina unterstützen bei Diabetes den Heilungsprozess.
Eine Art von Löwenzahn, *Taraxacum platycarpum*, wird in der Traditionellen Chinesischen Medizin zur Behandlung von Diabetes eingesetzt, und auch in Ländern Afrikas wie Kamerun wird Löwenzahn für diesen Zweck verwendet.[67] Dasselbe gilt für Russland und China, aber auch für die Türkei und für Mexiko.

Dem Krebs den Kampf ansagen

Häufigste Todesursache in Deutschland sind Herz-Kreislauf-Erkrankungen mit mehr als 330 000 Verstorbenen im Jahr 2019. Gleich danach kommt Krebs als Haupt-Todesursache; mehr als 35 Prozent aller Sterbefälle waren darauf zurückzuführen. 2019 starben in Deutschland mehr als 230 000 Menschen an den Folgen einer Krebserkrankung, darunter mehr Männer – 125 000 – als Frauen mit 106 000.[68] In der Altersgruppe der 45- bis 65-Jährigen ist Krebs die häufigste Todesursache. Die Weltgesundheitsorganisation prophezeit eine Verdoppelung der Krebsfälle weltweit innerhalb der nächsten zwanzig Jahre. Entwicklungs- und Schwellenländer kopieren die ungesunde Lebensweise, die in Industrienationen vorherrscht: viel Denaturiertes, viel Fleisch und Milchprodukte, viel Fast Food, viel Zucker, Salz und Fett, dabei zu wenig Gemüse und Obst, von Wildobst und Wildkräutern mal ganz zu schweigen. Krebstherapien wie Strahlen- und Chemotherapie kommen an ihre Grenzen. Metastudien zeigen klar auf, dass diese aggressiven Therapien nur einen begrenzten Erfolg haben, weil sie die Lebensdauer von Patienten nur gering um durchschnittlich 2,5 Monate verlängern – bei oft drastisch gesunkener Lebensqualität. Sowohl Chemo- als auch Strahlentherapie zerstören nicht nur Krebszellen, sondern auch gesunde, und sie schwächen das Immunsystem, gerade die Instanz, die mit dem Krebsgeschehen fertig werden soll.

Der wahre Doktor ist für mich Mutter Natur und die Selbstheilungskräfte des Körpers; Paracelsus sprach vom »inneren Arzt«. Selbstheilungskräfte stecken in jedem, und der »innere Doktor« ist rund um die Uhr für uns im Einsatz. »Medicus curat, natura sanat«: Der Arzt behandelt, die Natur heilt. Die ärztliche Kunst besteht dann darin, beim Erkrankten den Prozess der Selbstheilung zu unterstützen. Der Neurobiologe Gerald Hüther sagt: »Jede Heilung ist eine Selbstheilung. Niemand kann einen anderen Menschen gesund machen!«, und Rainer Stange, Internist und Leitender Arzt der Abteilung Naturheilkunde am Immanuel Krankenhaus Berlin: »Ein Großteil der Erkrankungen heilt von selbst aus.«[69] Der Körper ist selbstverjüngend, selbstheilend, selbstenergetisierend und selbsterneuernd. »Doktorin Nahrung« wird in meinen Augen immer den »Doktor Medikament« in den Schatten stellen, wenn man den Körper mit Heilmitteln, welche die Natur bereitstellt, unterstützt.

Löwenzahn stärkt das Immunsystem

Die regelmäßige Aufnahme von Löwenzahn stärkt unser Immunsystem und befähigt es, Krebszellen erfolgreich zu bekämpfen. Vielleicht ist Ihnen bekannt, dass der Körper täglich zwischen 5000 und 10 000 Krebszellen produziert, weil bei der Erneuerung von Zellen sozusagen Kopierfehler auftreten können. Ein gesunder, fitter Körper mit einem starken und effektiven Immunsystem ist in der Lage, diese Krebszellen als solche zu identifizieren und erfolgreich »aus dem Verkehr zu ziehen«, also zu vernichten. Dafür steht eine gut ausgebildete »Armee« von Abwehrkörpern in Form von T-Lymphozyten (die Abwehrelite), Makrophagen (große Fresszellen) und NKZ (natürliche Killerzellen) zur Verfügung. Löwenzahn enthält genau die Nährstoffe, die zur Herstellung dieser Immunzellen nötig sind. Es gibt natürlich noch weitere Möglichkeiten, sein Immunsystem zu stärken, wie insgesamt eine gesunde Ernährung mit viel pflanzlicher Frischkost aus Bioanbau, regelmäßiger Bewegung an der frischen Luft und authentischem Reiki, einer effektiven und einfachen Methode für Stressabbau und Tiefenentspannung, die ich seit 1984 und zurzeit in München und Hamburg durch Seminare weitergebe. Sport regt den

Blutkreislauf an, dadurch können Wirkstoffe besser an den Zellen »andocken«, und die Entgiftung der Zelle wird optimiert. Löwenzahn reinigt das Verdauungssystem, optimiert die Ausscheidung von Schlacken und Giften und bewirkt eine gesunde Blutbildung, sodass die Zellen erst entgiftet und dann reichlich mit dringend benötigten Nährstoffen versorgt werden.

Im Darm sind etwa 80 Prozent unseres Immunsystems angesiedelt. Die Faserstoffe im grünen Löwenzahn sorgen für eine zügige Darmpassage und beugen Dickdarmkrebs vor. Löwenzahn und Wildkräuter fördern außerdem das Säure-Basen-Gleichgewicht, sorgen für einen optimalen pH-Bereich im Körper und auf diese Weise für ein »krebsunfreundliches« Umfeld: Um Krebszellen findet sich ein extrem saures Milieu mit dem pH-Wert von 5,5 bis 6. Diese Entdeckung machte Professor Otto Heinrich Warburg bereits 1930 und bekam 1931 dafür sowie für seine Erkenntnis, dass Krebszellen ohne Sauerstoff leben und sich entwickeln können, den Nobelpreis für Medizin.[70] Es gibt mittlerweile Sonden, die Krebszellen am pH-Wert erkennen.[71] Bei der Entsäuerung des Organismus hilft übrigens auch die Azidose-Therapie nach Dr. Renate Collier, deren spezielle Selbstmassagen ich bundesweit in meinen Azidose-Seminaren vermittle.

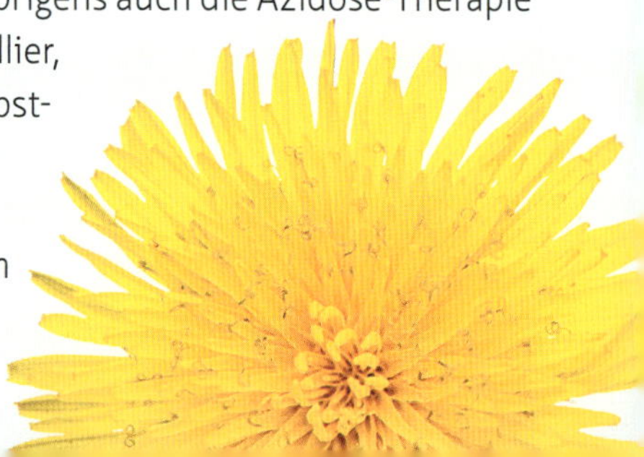

INFO

LÖWENZAHN ALS IMMUNBOOSTER

Alle bioaktiven Substanzen, die im Löwenzahn zu finden sind, haben antioxidative und antikanzerogene Wirkungen:

- Ballaststoffe vermindern die Aufnahme von Kanzerogenen im Darm.
- Phenolsäuren und die Vitamine E und C vermindern die endogene Bildung von Kanzerogenen.
- Saponine und Phytosterine vermindern die Bildung gefährlicher sekundärer Gallensäuren im Darm.
- Antioxidantien inaktivieren Kanzerogene.
- Carotinoide und Phytosterine hemmen die Vermehrung von Krebszellen.
- Phenolsäuren und Flavonoide sowie Monoterpene aktivieren Entgiftungsenzyme.
- Phenolsäuren reagieren mit Kanzerogenen und schalten sie aus.
- Antioxidantien fangen reaktionsfähige sauerstoffhaltige Substanzen, die das Erbgut verändern.
- Phenolsäuren, Carotinoide und Flavonoide schützen die DNA.
- Carotinoide induzieren die Zelldifferenzierung von Krebszellen und stärken das Immunsystem.
- Antikanzerogene wirken durch bestimmte sekundäre Pflanzenstoffe, die in verschiedene Phasen der Krebsentstehung eingreifen.

Die Antioxidantien in Löwenzahn schützen vor Zellschäden

Der möglichst tägliche Verzehr von grünem Gemüse und Wildkräutern wie Löwenzahn kann ein Schritt in die richtige Richtung sein für mehr Eigenverantwortung bei der Gesundheitsvorsorge und Krebsprophylaxe. In Löwenzahn finden sich viele Antioxidantien wie Vitamin C, Chlorophyll, Vitamin E, Provitamin A, Selen und sekundäre Pflanzenstoffe wie Polyphenole, die nachweislich freie Radikale – aggressive Sauerstoffverbindungen, die zur Krebsentstehung beitragen – bekämpfen können. Dunkelgrünes Gemüse mit einem hohen Gehalt an Betacarotinen und Chlorophyll reduziert das Risiko, an bestimmten Krebsarten wie Eierstockkrebs, Halskrebs, Hautkrebs, Lungenkrebs und Magenkrebs zu erkranken. Ältere Menschen, die viel grünes Gemüse essen, sterben seltener an Krebs. Selen schützt gegen schädliche freie Radikale und Umweltgifte und findet sich reichlich in Löwenzahn. Das Enzym Superoxid-Dismutase ist in der Lage, durch radioaktive oder Sonnenstrahlen geschädigte DNS im Zellkern zu reparieren und zu regenerieren. Chlorophyll reduziert die Fähigkeit von Karzinogenen, Genmutationen zu verursachen, und ist dabei effektiver als Vitamin A, Vitamin C oder Vitamin E.
Was die Wissenschaft zu Löwenzahn und seiner Wirkung sagt und wie weit die Forschung bereits fortgeschritten ist, können Sie online nachlesen (Link, siehe Seite 147). Humanstudien am Menschen gibt es noch nicht.

EXTRA

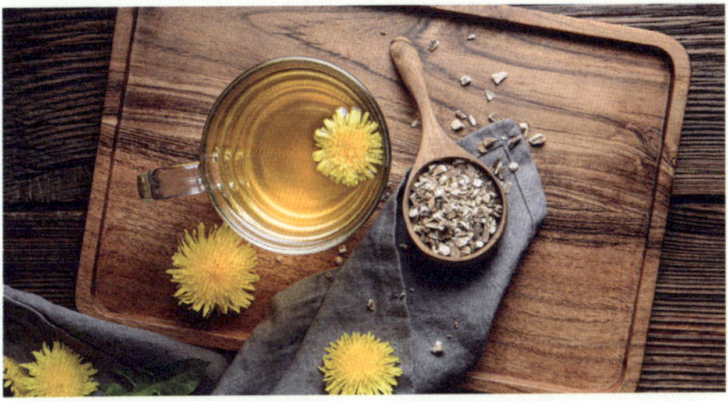

Gehackte Löwenzahnwurzel für einen hilfreichen Tee

Eine geplante Studie in Kanada, initiiert von Dr. Carolyn Hamm vom Windsor Regional Cancer Center in Ontario scheiterte daran, dass sich keine genügend große Zahl von Krebskranken bereiterklärte mitzumachen. Die meisten Menschen setzen ihre Hoffnung immer noch in schulmedizinische Behandlungsweisen. Diese stoßen nicht nur bei Antibiotika an ihre Grenzen, indem immer mehr pathogene Bakterien Resistenzen entwickeln, sondern auch in der Krebstherapie, indem immer mehr Krebszellen Resistenzen gegenüber herkömmlichen Anti-Krebs-Medikamenten entwickeln.

Zwei Fallbeispiele unterstreichen die Wirkung von Löwenzahnwurzelextrakt bei Prostatakarzinomen. Vielleicht ist Löwenzahn kein Wundermittel, aber ein Lichtblick für Menschen, die sich mit einer niederschmetternden Krebsdiagnose nicht abfinden wollen. Gleichzeitig möchte ich den prophylaktischen Aspekt betonen.

EXTRA

Der Fall Willi Daniels

Als ich mir einen Überblick verschaffte über die Bücher, die von der Heilkraft des Löwenzahns handeln, fiel mir ein kleines Büchlein in die Hände von Willi Daniels, »Prostata Karzinom Metastasen. Mit Akzeptanz, Resilienz, Empowerment und Löwenzahn gegen den Krebs«. Mir waren schon etliche Studien aufgefallen, die sich mit der krebshemmenden Wirkung von Löwenzahnblättern und -wurzeln bei verschiedenen Krebsarten beschäftigt haben, in der Petrischale oder in Tierstudien. Und ich wusste: Prostatakrebs ist eine der häufigsten Krebsarten bei Männern.

Etwa jeder fünfte Mann über fünfzig Jahren erkrankt bei uns im Laufe seines Lebens daran. 2017 bekam Willi Daniels die niederschmetternde ärztliche Diagnose: Prostatakrebs mit multiplen Metastasen an Knochen und Organen. Dieser fortgeschrittene Krebs sei nicht mehr heilbar, so das vermeintliche Todesurteil der Ärzte. Willi Daniels lebt aber immer noch, gerade gestern – am 28. Juli 2022 – habe ich mit ihm telefoniert und einen vor Energie sprühenden Telefonpartner erlebt. Er ist jetzt nach fünf Jahren fast frei von Metastasen, und seine PSA-Werte befinden sich im Normbereich.

Wie sieht die Erklärung hierfür aus? Erst einmal: Willi Daniels resignierte nicht, sondern informierte sich. Über mögliche Behandlungsformen, ihre Nebenwirkungen und Alternativen. Eine Hormontherapie und maßvolle Bestrahlungen akzeptierte Willi Daniels, eine von Ärzten empfohlene Chemotherapie und auch eine palliative – schmerzlindernde – Begleitung kamen aber für ihn aufgrund der Nebenwirkungen nicht infrage. Und dann entdeckte er den Löwenzahn. »Ich fahre also zweigleisig«, sagte er mir am Telefon. Weil die Metastasen aus der Lunge verschwunden waren, glaubte man an eine Verwechslung der Akten. Wichtig, so Daniels, sei es, nicht mit dem Schicksal zu hadern, sondern die Krankheit zu akzeptieren. »Ich rede mit meinem Krebs«, sagte er mir im Interview. Und: »Meine Kraft kommt daher, dass ich mich mit der Materie auskenne.«

Eine Nachbarin hatte Willi Daniels ein Buch über alternative Heilmethoden vorbeigebracht, in dem kurz eine Möglichkeit der Heilung von Krebs durch die Löwenzahnwurzel angesprochen wurde. Wochenlang lag das Buch ungelesen in seinem Wohnzimmer. Daniels Frau schließlich war es, die ihn ermunterte, es doch mal mit Löwenzahnwurzel-Tee zu probieren. »Der Geschmack war nach meinem Empfinden einfach nur scheußlich«, so Daniels. Seine Frau bestand darauf, dass er täglich diesen Tee trank. Er informierte sich im Internet und stolperte über »Löwenzahnkapseln«. Er begann im Sommer 2019 mit der Einnahme, also etwa zwei Jahre nach der Erstdiagnose. Die monatlichen Kosten, das betonte Daniels, beliefen sich auf weniger als sieben Euro.

Im Herbst lagen die nächsten Kontrolluntersuchungen an, zuerst ein MRT des Abdomens und des Brustkorbs, danach ein Knochenszintigramm. Ergebnis: Fast alle

Metastasen waren verschwunden. Schon vorher war Daniel aufgefallen, dass er erstmals seit Jahren drei Wochen ohne Schmerzen war. »Auch das allgemeine Befinden ist super, ich kann mich besser bewegen … Ich kann nur sagen, es ist eine ganz andere Lebensqualität, es ist schon fast erschreckend, am Morgen festzustellen, dass man beschwerdefrei ist. Nachdem ja meine Medikamente nur dem Krebs Einhalt gebieten, nicht aber eine Verbesserung oder gar Heilung schaffen sollen, bin ich geneigt zu denken, dass die Löwenzahnwurzel einen großen Anteil an der Verbesserung hat.« Von ursprünglich zehn Metastasen in verschiedenen Organen sind nur noch zwei übrig geblieben, und Willi Daniels kann, wenn es ihm gut geht, bis zu vierzehn Kilometer wandern. »Worauf ist Ihre Resilienz, Ihre seelische Widerstandsfähigkeit zurückzuführen?«, fragte ich Willi Daniels im Telefoninterview. »Was mich stärkt, ist mein Wissen«, kam die Antwort. Daniels war aufgefallen, dass jüngste Untersuchungen auch ein Antikrebspotenzial des Löwenzahnwurzel-Extraktes in mehreren Krebszellmodellen aufweisen, ohne Toxizität für Nichtkrebszellen. Die Anti-Krebs-Wirksamkeit dieses Extraktes wurde in Tierversuchen bestätigt. Verantwortlich für diese Wirkung sehen die Forscher die Phytochemikalien wie Alpha-Amyrin, Beta-Amyrin, Lupeol und Taraxasterol. Daniels: »Das ist ein Hinweis darauf, dass dieser natürliche Extrakt mehrere Schwachstellen von Krebszellen angreift und wirksam bekämpft.«

Daniels wurde hellhörig, als er erfuhr, dass kanadische Wissenschaftler um den Biochemieprofessor Siyaram Pandey von der University of Windsor derzeit erforschen, inwieweit ein Extrakt aus Löwenzahnwurzel dazu beitragen kann, Prostatakrebs und Blutkrebs zu bekämpfen. Die ersten klinischen Studien laufen dazu. Professor Siyaram Pandey war zwischen 2013 und 2015 Präsident der »Natural Health Product Research Society of Canada« und arbeitet erfolgreich mit der Onkologin Dr. Hamm am »Windsor Regional Cancer Center« zusammen. Die Forscher vermuten, dass der Extrakt eine Substanz enthält, die bei Krebszellen den programmierten Zelltod auslöst, ohne gesunde Zellen anzugreifen. Daniels: »Sollten sich diese Vermutungen bestätigen, wäre das eine Revolution und ein Traum für alle Männer mit Prostatakarzinom.« Willi Daniels bekam im Oktober 2019 von der bayerischen Gesundheitsministerin Melanie Huml die »Bayerische Staatsmedaille für Verdienste um Gesundheit und Pflege« verliehen. Er engagiert sich unentwegt und seit Jahrzehnten für Schlaganfall-, Alzheimer- und Krebspatienten. Neuerdings sitzt er sogar im Patientenbeirat vom Krebszentrum Heidelberg und hat eine Motivations-App für Krebskranke entwickelt. Durch sein Engagement hat er das Leben vieler kranker Menschen verbessert, so Melanie Huml in der Laudatio. Darin verwendete die Ministerin ein Zitat von Meister Eckart: »Die wichtigste Stunde ist immer die Gegenwart. Der bedeutendste Mensch ist immer der, der dir gerade gegenübersteht.

Das notwendigste Werk ist die Liebe.« Über dem Leben von Willi Daniels könnte dieser Satz quasi als Lebensmotto stehen. Im Schlusswort seines lesenswerten Büchleins heißt es: »Das Leben, welches wir noch vor uns haben, kann uns noch sehr viel Schönes bieten. Machen Sie die Tür hinter sich zu, und treten Sie ein in Ihr neues Leben. In ein Leben, das ich trotz Krebserkrankung schön finde.« Solche Menschen braucht das Land, die mutig ihren Weg gehen und sich trotz persönlicher Erkrankungen – erst Schlaganfall, dann Prostatakrebs – ständig für andere engagieren. Ich denke an ein Zitat von Mahatma Gandhi: »Sei du die Veränderung, die du von der Welt erwartest.« Sie können als vielleicht Betroffener mit dem erstaunlichen Willi Daniels über seine Website in Kontakt treten und sich über seine weiteren Bücher und sein umfangreiches Engagement informieren: www.daniels-innovation-gesundheit.de .

Der Fall John Di Carlo

Wenn Sie Internet haben und Englisch können, können Sie sich über John Di Carlo im Internet informieren.[72] Unter der Überschrift »Löwenzahn kann potenziell Krebs heilen« wird über John Di Carlo, einen 72-jährigen Krebspatienten in Kanada, informiert. Alle Versuche im Krankenhaus, seine Leukämie mit aggressiver Chemotherapie über einen Zeitraum von drei Jahren zu heilen, schlugen fehl, und so schickte man ihn zum Sterben nach Hause. Er berichtete CBC News, einer kanadischen

Nachrichtenagentur für Fernsehen, Radio und Internet, dass ihm als letzte Chance im Krankenhaus empfohlen wurde, Löwenzahnwurzel-Tee zu trinken. Sie finden ein Bild von John Di Carlo im Internet,[73] lächelnd mit einer Tasse Löwenzahntee in der Hand und der Unterschrift: »John Di Carlo, 72, sagt, dass Löwenzahn-Tee sein Leben gerettet habe, nachdem andere Medikamente zur Behandlung seines Blutkrebses versagt hatten«. Vier Monate nach Beginn seiner Teekur kehrte er ins Krankenhaus zurück und ließ sich gründlich untersuchen: Sein Krebs war geheilt. Er war 2012 bereits seit drei Jahren krebsfrei. Er sagt, sein Arzt führe die Heilung auf Löwenzahn zurück. »Er sagte zu mir: ›Sie machen sich sehr gut, Sie sind kein kranker Mann mehr‹, berichtete Di Carlo im Februar 2012 den CBC News.«

Dr. Caroline Hamm, Krebsforscherin an der University of Windsor an der Unterabteilung des Windsor Regional Cancer Centre, warnt aber im CBC-Artikel davor, den Tee gleichzeitig mit Chemotherapie zu nehmen, weil er die Wirkung Letzterer beeinflussen könnte. Die Idee, Löwenzahnwurzel-Tee zur Behandlung von Krebs einzusetzen, ist aber keine neue. Das Memorial Sloan Kettering Cancer Center in den USA hat neben weiteren Krebsforschungsinstituten schon seit 2010 den Löwenzahn als potenzielle Krebsheilpflanze im Blick.

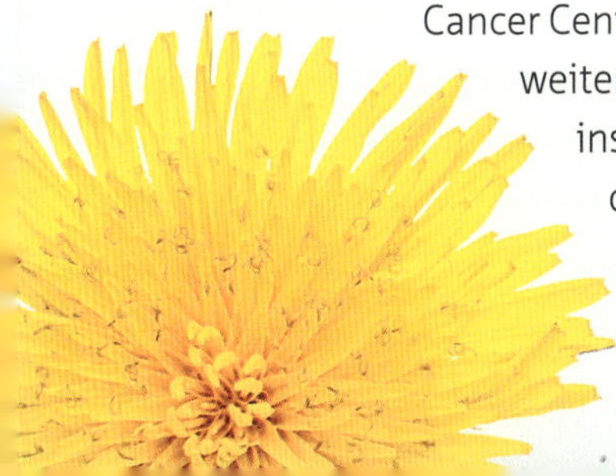

Heilrezepte

Schon Löwenzahn pur zu essen ist Gesundheitsprophylaxe und kann therapeutisch wirken. Sie können sich aber auch Ihre eigene Löwenzahn-Hausapotheke zusammenstellen!

Löwenzahn-Absud (als Darmkur)

Machen Sie einen Absud/Kaltauszug aus 10 g getrockneter Löwenzahnwurzel, 10 g Klettenwurzel und 10 g Zichorienwurzel (aus der Apotheke) mit 500 ml Wasser. In allen diesen Wurzeln steckt viel Inulin.
Gießen Sie die Mischung ab, und trinken Sie davon 3-mal täglich 100 ml. Inulin ist ein Präbiotikum, das die Nährstoffaufnahme, die Darmtätigkeit und das Wachstum physiologischer Darmbakterien fördert.

Löwenzahn-Tee (blutreinigend)

Für diesen Tee legen Sie Wurzeln, Blüten und Blätter, frisch oder getrocknet, 3 Stunden oder länger in kaltes Wasser. Danach entnehmen Sie die Pflanzenteile und erwärmen den Tee. Hiervon trinken Sie täglich 3 Tassen in kleinen Schlückchen. Damit die therapeutische Wirkung sich voll entfalten kann, bitte den Tee nicht süßen, die Bitterstoffe wirken schon über die Geschmacksnerven auf der Zunge. Dieser Tee wirkt harntreibend, schwemmt Harnstoffschlacken und feinen Nierengrieß aus, verhindert die Bildung von Gallensteinen, senkt die Blutfettwerte, reinigt die Darmschleimhaut, regt den Milchfluss an und hilft bei Hautunreinheiten wie Akne und Mitessern.[74]

INFO

FRÜHJAHRSKUR MIT LÖWENZAHNSTÄNGELN

Maria Treben empfiehlt, zur Löwenzahnblüte eine Zwei-Wochen-Kur mit frischen Löwenzahnstängeln zu machen. Man sammelt täglich 10 Stängel samt Blüte, entfernt den Blütenkopf und zerkaut die rohen Stängel und Blütenblätter langsam im Mund. »Abgespannte und müde Menschen werden während der Kur eine rasche Belebung der Lebensgeister feststellen.«[75] Ich empfehle, wegen der gesunden Bitterstoffe die Blütenköpfe mitzuessen.

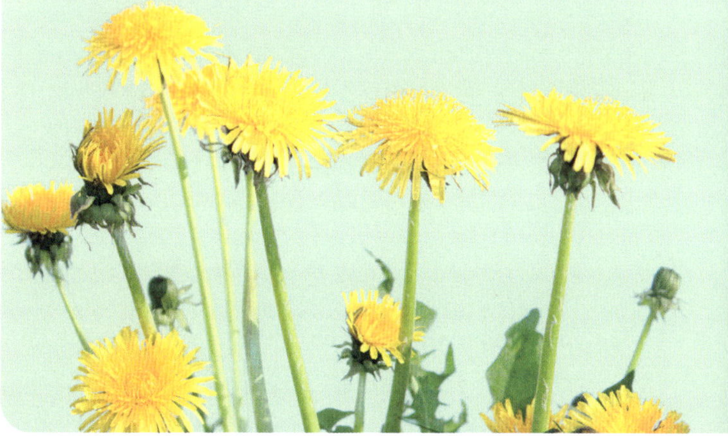

Löwenzahn-Tinktur (entgiftend und stärkend)

Rezept von Jana Ellmer, siehe Adressteil Seite 151
Für die Tinktur brauchen Sie den Löwenzahn mit Wurzel und einen mindestens 38-prozentigen Alkohol. Erntezeit des Löwenzahns ist der August. Die Wurzeln gut mit einer Gemüsebürste säubern und die Blätter waschen. Alles klein schneiden und in einem Schraubglas mit Alkohol übergießen. An einem dunklen Ort aufbewahren und 1- bis 2-mal täglich schütteln; nach 4 bis 6 Wochen abfiltern und in einem braunen Glasgefäß aufbewahren. Als Kur vier Wochen lang im Frühjahr und Herbst 10 Tropfen in einem Glas Wasser trinken.

Taraxacum officinale (bei Leber- oder Magenschleimhautentzündung)

Bei Magenproblemen empfehle ich das homöopathische Mittel Taraxacum officinale in Form von Globuli. Die Betroffenen sind oft niedergeschlagen, gereizt und antriebslos. Ein paar Tropfen wirken sowohl auf der körperlichen als auch auf der seelischen Ebene entspannend und erdend. Erste Symptome dieser Erkrankungen können Appetitmangel und Schmerzen im rechten Oberbauch als auch ein weißer Film auf der Zunge sein. Selbstverständlich gehören Sie bei diesen Erkrankungen in die Hände eines Arztes oder einer Ärztin.

Blütenessenz (fürs seelische Gleichgewicht)

Sie kennen ja sicher die Bachblüten nach Edward Bach, der davon ausging, dass jede körperliche Krankheit auch eine seelische Ursache hat und man über die Harmonisierung der Seele zur körperlichen Heilung beitragen kann. Wie bei den Bachblüten, können Sie sich auch aus Löwenzahn eine Blütenessenz mit der Information der Pflanze herstellen.
Pflücken Sie in den Morgenstunden eines sonnigen Tages Löwenzahnblüten mit einem Haushaltshandschuh, um die Schwingung reinzuhalten. Anschließend geben Sie Mineralwasser ohne Kohlensäure in eine Glasschale und legen die Blüten hinein, sodass sie mit Wasser bedeckt sind. Die Glasschale können Sie dann an einen sonnigen Platz drinnen oder draußen stellen, damit sich die Blütenkräfte aufs Wasser übertragen können. Nach mindestens 3 Stunden ist die Blütenessenz fertig. Jetzt filtern Sie die Essenz durch einen kleinen Trichter in eine braune Glasflasche mit Verschluss und geben Essig im Verhältnis 1:3 oder einen mindestens 38-prozentigen Alkohol (z. B. Doppelkorn) im Verhältnis 1:9 zum Konservieren dazu. Schütteln Sie die verschlossene Flasche kurz, und beschriften Sie sie mit Datum und Inhalt. Von dieser Mutteressenz gibt man 1 Tropfen in ein Tropffläschchen (Apotheke) und dazu 10 ml Wasser. Man nimmt von dieser Essenz

die Menge nach Bedarf, bei akuten Beschwerden etwa 5 Tropfen 5-mal täglich. Die Blütenessenz hilft bei Stress, mangelnder Erdung, mangelnder Flexibilität, bei Unfruchtbarkeit aufgrund von innerer Verkrampfung, bei stressbedingten Muskelverspannungen, bei Minderwertigkeitskomplexen und der Unfähigkeit, Altes und Überflüssiges loszulassen.

Heilöl (bei Verbrennungen, Insektenstichen)

Für dieses Heilöl braucht man Leinöl, Löwenzahnblätter-Saft und Brennnesselblätter-Saft. Man mischt alle drei zu gleichen Teilen und betupft den Insektenstich oder die Verbrennung mit einem Wattebausch, den man in dieses Heilöl getunkt hat. Bei Verbrennungen erst immer längere Zeit die betroffene Stelle unter kaltes Wasser halten. Löwenzahn für bessere Wundheilung kannten schon die Ärzte der Antike.

Badezusatz (fürs Säure-Basen-Gleichgewicht)

Kochen Sie 1 Liter starken Löwenzahn-Tee aus getrockneten oder frischen Blättern und Blüten, und geben Sie diesen dem Badewasser zu. Das Löwenzahn-Bad mineralisiert und unterstützt die Regulierung des Säure-Basen-Haushalts.

Naturkosmetik zum Selbermachen

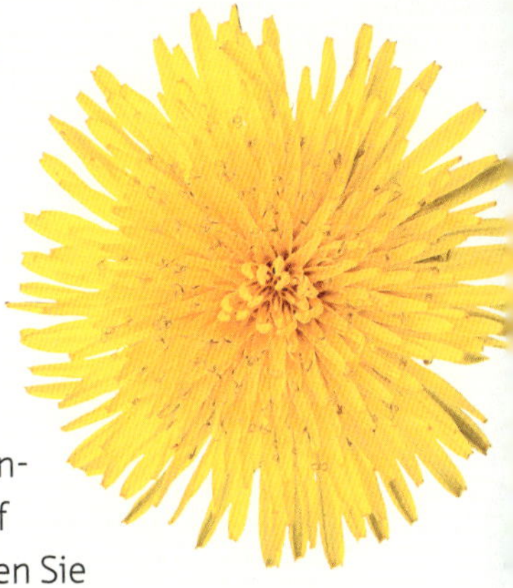

Salbe für rissige und trockene Haut

Rezept 1

Hierfür brauchen Sie etwa 20 Löwenzahnblüten. Geben Sie in einen Topf etwa 200 ml Olivenöl, und erwärmen Sie es vorsichtig auf 60 bis 70 °C (prüfen Sie die Temperatur am besten mit einem Thermometer). Keinesfalls darf das Öl kochen. Jetzt geben Sie nach und nach die Löwenzahnblüten hinein. Es spritzt dabei kurz auf, weil Feuchtigkeit aus der Blüte aufs Öl trifft. Sind alle Blüten im Topf, schalten Sie den Herd ab und legen den Deckel auf den Topf. Das Ganze muss jetzt 3 Tage ruhen. Während dieser Zeit rühren Sie die Mischung ab und zu um. Am 4. Tag wird alles wieder erwärmt – bitte nicht kochen lassen – und über ein Sieb in ein hitzebeständiges Glas oder einen weiteren Topf abgefüllt. Jetzt fügen Sie 20 Gramm Bienenwachs (Apotheke) hinzu und rühren so lange, bis alles geschmolzen ist. Am Schluss in kleine Döschen abfüllen und mit Datum und Bezeichnung versehen. Diese Salbe können Sie auch als Nachtcreme verwenden. Sie hilft auch gut bei Muskelverspannungen. Gekühlt hält sich die Salbe etwa sechs Monate.

Rezept 2

Rezept von Jana Ellmer, siehe Adressteil Seite 151

Für eine Salbe braucht man pro 100 Gramm Ölauszug vom Löwenzahn – siehe Rezept »Massageöl für Muskeln und Haut« –, 12 g Kakaobutter, 12 g Sheabutter und 12 g echtes Bienenwachs vom Imker, sonst auch aus der Apotheke. Bei leichter Hitze diese Zutaten im Öl auflösen und in kleine Gläser abfüllen. Die Salbe hält sich im Kühlschrank etwa sechs Monate.

Zutaten für die DIY-Salbe

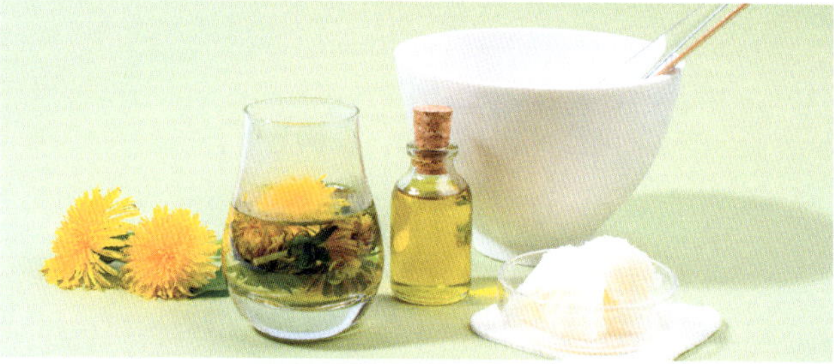

EXTRA

Massageöl für Muskeln und Haut

Füllen Sie ein größeres Glasgefäß mit getrockneten Löwenzahnblüten, und bedecken Sie die Blüten mit der doppelten Menge kalt gepresstem Olivenöl oder Hanföl. Geben Sie einen Deckel auf das Gefäß, und stellen Sie es für 4–6 Wochen an einen dunklen Ort. Schütteln Sie den Inhalt gelegentlich. Danach können Sie die Blumen abgießen und das Öl im Kühlschrank bis zu einem Jahr aufbewahren.

Einreibungen helfen bei Muskelkater, trockener und aufgerissener Haut und Schmerzen.

Wellness für die Haut (Kompressen)

Rezept von Jana Ellmer, siehe Adressteil Seite 151
2 Handvoll Löwenzahnblätter in einem Topf mit 2 l kaltem Wasser langsam zum Kochen bringen. Den Topf nach dem Aufkochen von der Kochstelle nehmen und mit geschlossenem Deckel 15 Minuten ziehen lassen. Dann die Blätter aus dem Wasser entfernen und nach dem Abkühlen ein Tuch hineintauchen. Leicht auswringen und aufs Gesicht legen, ohne die Nase zu bedecken. Höchstens 10 Minuten einwirken lassen. Jana schreibt: »Nach einem anstrengenden Tag wird die Haut schön weich, und das Spannungsgefühl lässt nach.«

Gesichts- und Haarwasser

Rezept von Jana Ellmer, siehe Adressteil Seite 151
Den oben beschriebenen Tee – siehe »Wellness für die Haut« – lässt man weiter abkühlen, dann kann man ihn als Gesichtswasser verwenden. Eine kleine Pumpflasche eignet sich zum schnellen Zwischendurch-Erfrischen, oder man verwendet den Tee zum Auftragen mit Wattepads. Im Kühlschrank ist der Tee einige Tage haltbar. Für die Haare wird das Löwenzahnwasser gegen Schuppen verwendet und für mehr Glanz.

Rezepte für die Küche

Wir haben eine Frühjahrskur mit Löwenzahn und Wildkräutern noch bitterer nötig als unsere Vorfahren, weil wir uns zu fett, zu salzhaltig, zu kalorienlastig und mineralstoffarm ernähren. Tun wir es ihnen nach, und integrieren wir den aromatischen Löwenzahn in unseren Speiseplan – oder wir eifern Gourmetrestaurants nach, die längst Gerichte mit Wildkräutern anbieten und Salate mit Löwenzahnblüten garnieren.

- Die gelben Blüten, die man von April bis Juni sammeln kann und dann wieder ab September bis zum Frost, kann man in einen Löwenzahn-Sirup oder -gelee verwandeln (als leckeren Brotaufstrich, siehe Rezept, Seite 130).
- Die jungen Blätter werden zu Löwenzahn-Salat – in Österreich »Röhrlisalat« – verarbeitet. Die Blütenknospen sind lecker und lassen sich wie Kapern einlegen. Leider ist die Saison für die schmackhaften Knospen nur kurz. Sie lassen sich auch blanchiert einfrieren, einwecken oder in Marinaden haltbar machen.
- Die Wurzel kann geraspelt und als Rohkostsalat verzehrt, als Gemüse gekocht oder geröstet als gesunder Ersatzkaffee verwendet werden. Löwenzahnwurzeln haben eine sehr kurze Garzeit ähnlich wie Pastinaken, etwa 15 Minuten. Die Herbstwurzel ist übrigens nahrhafter und weniger bitter als die Frühjahrswurzel. Frühjahrswurzeln können Sie bis zu 30 Minuten wäs-

sern, um sie zu entbittern. Löwenzahn-Kaffee erhalten Sie auch im Reformhaus oder im Internet.

INFO

KALTMAZERAT AUS LÖWENZAHN

Tee aus Löwenzahnwurzeln setzt man als sogenanntes Kaltmazerat an, das heißt, man weicht die harten Wurzelstückchen über Nacht in einem Topf mit Wasser ein, lässt am Morgen den Tee einmal im Topf aufkochen und dann noch etwa 5 Minuten ziehen. So werden die wertvollen Inhaltsstoffe optimal herausgelöst. Wenn Sie Löwenzahn in Ihrer Küche einen festen Platz einräumen, werden Sie feststellen: Gesundheit schmeckte selten so lecker!

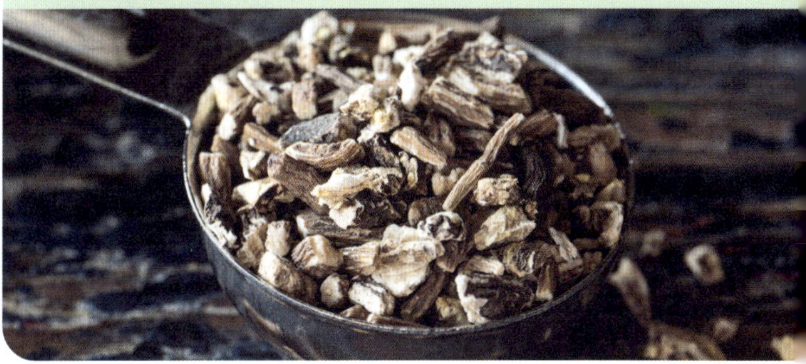

Erinnern Sie sich daran, dass wertvolle Inhaltsstoffe wie Folsäure, Enzyme und Chlorophyll durch das Erhitzen zerstört oder denaturiert und damit entwertet werden, und essen Sie daher grünblättriges Wildgemüse vor allem als Rohkost. Im Folgenden habe ich für Sie ein paar leckere Rezepte für den Tag zusammengestellt.

Süßer Start

Löwenzahn-Müsli

Sie brauchen 1 EL eingeweichte Wildaprikosen inklusive des Einweichwassers, 1 gehäuften TL Sesamsaat, 1 TL Olivenöl, 3 EL Soyoghurt (auf Soja-Basis), 3 EL klein geschnittene Löwenzahnblätter, nach Bedarf Mandelmilch und zum Dekorieren 2 TL getrocknete Brennnesselsamen. Alles gut vermengen und mit Brennnesselsamen und einer Löwenzahnblüte garnieren. Wer will, kann 1 gehäuften EL glutenfreie Haferflocken dazugeben, wenn der Sättigungseffekt länger vorhalten soll.

Löwenzahn-Blütenhonig (vegan)

Rezept von Jana Ellmer
Sie brauchen 250 g Löwenzahnblüten, 1 Bio-Zitrone, 1 l Wasser, 1 kg Zucker – alternativ auch Xylit (Birkenzucker) – und Schraubgläser. Blütenblätter im Wasser für etwa 10 Minuten kochen und abgedeckt 24 Stunden ziehen lassen. Durch ein sauberes Geschirrtuch filtern und wieder in den Topf geben. Den Zucker und den Saft der Zitrone bei geringer Hitze bis zur Hälfte einreduzieren lassen. Mit einem Löffel eine Probe entnehmen und auf einem Teller die Konsistenz prüfen. Der Löwenzahnhonig ist fertig, wenn er wie Bienenhonig fließt. Dunkel und kühl gelagert etwa 1 Jahr haltbar.

INFO

SOMMER-KICK!

Im Sommer kann man aus dem Honig mit Eiswürfeln, Mineralwasser und Pfefferminze ein erfrischendes Getränk zubereiten. Löwenzahn-Blütenhonig schmeckt wunderbar aufs Frühstücksbrötchen und ersetzt Ahornsirup.

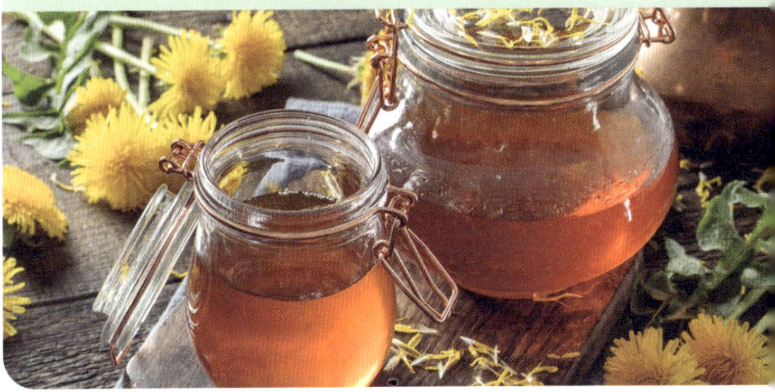

Löwenzahn-Blütengelee

Sie brauchen 400 g Löwenzahnblüten, 2 l Wasser, 2 Zitronen und 2 kg Gelierzucker. Lassen Sie die Löwenzahnblüten 5 Minuten im Wasser kochen und das Ganze 24 Stunden ruhen. Sieben Sie danach den Saft ab. Pressen Sie die Zitronen aus, und vermischen Sie den Zitronensaft mit dem Gelierzucker. Lassen Sie das Ganze 5 Minuten sprudelnd kochen. Heiß in sterilisierte Gläser füllen und fest verschließen.

Leichte Gerichte für den Tag

Löwenzahn-Gemüse

Sie brauchen pro Person 5 Handvoll Löwenzahnblätter. Sorgfältig waschen und mit etwas Wasser und 1 kleinen Stück hefefreier Gemüsebrühe 20 Minuten köcheln lassen. Mit 1 EL Olivenöl sowie Salz und Pfeffer abschmecken und den bitteren Geschmack mit etwas Ahornsirup oder Akazienhonig abmildern. Gut vermengen.

Süßkartoffeln mit Löwenzahnwurzeln

Dieses leckere Gemüse können Sie den ganzen Winter über essen. Graben Sie ein paar Löwenzahnwurzeln aus, bürsten Sie sie gründlich ab, schneiden Sie sie in grobe Stücke und dünsten Sie sie mit Süßkartoffel- oder Pastinakenstückchen entweder in Gemüsebrühe oder in 1 Dose Kokosmilch mit 1 Würfel Gemüsebrühe. Mit Salz und Pfeffer abschmecken und 1 EL Olivenöl daruntergeben. Im Winter schmeckt die Löwenzahnwurzel nicht bitter, sondern leicht süßlich.

Löwenzahn-Eintopf

Sie brauchen 1 kg Frühkartoffeln, 250 g frische Löwenzahnblätter, 2 Zwiebeln, 1 Paket Räuchertofu, etwas Pflanzenbutter, 50 g Dinkelmehl, 750 ml Gemüsebrühe,

Salz und Pfeffer, 1 TL Essig, etwas Hafer Cuisine oder Soja Cuisine.
Kartoffeln waschen und in einem großen Topf gar kochen, unter kaltem Wasser abschrecken, abpellen und in Stücke schneiden. Den Löwenzahn waschen und klein schneiden. Die Zwiebeln schälen und mit dem Tofu klein würfeln. In einem Topf Pflanzenbutter schmelzen lassen und den Tofu und die Zwiebeln andünsten. Mit Mehl anbräunen. Dann die Gemüsebrühe dazugeben und etwa 10 Minuten ziehen lassen. Mit Salz, Pfeffer, Essig und der Pflanzensahne abschmecken. Die Soße über die Kartoffeln gießen und die Masse zerstampfen. Erst zum Schluss den Löwenzahn unterrühren und nur kurz erhitzen. Dazu passt Rührei.

Löwenzahn-Salat

Rezept 1

Pro Person brauchen Sie 2 Handvoll Löwenzahnblätter, die Sie waschen und zerkleinern. Mit einer Soße aus mildem Olivenöl, 2 EL Olivenpaste und 1 Prise Salz abschmecken.

Rezept 2 – für 2 Personen

Sie brauchen 1 Handvoll Löwenzahn – junge Blättchen, Stängel und Blütenknospen, 1 Handvoll Rucola oder Koriandergrün (nach Geschmack), ½ Salatgurke, 1 Bund Lauchzwiebeln, 1 EL Olivenöl, 1 EL Zitronensaft oder alternativ 3 TL Acerolapulver, etwas Salz und Pfeffer. Den Löwenzahn und den Rucola waschen und trocken tupfen. Die Gurke ebenfalls waschen und in Scheiben schneiden. Die Lauchzwiebeln putzen und in Ringe schneiden. Aus dem Öl, dem Zitronensaft, dem Salz und Pfeffer ein Dressing anrühren und den Salat damit anrichten.

Rezept 3

Junge, zarte Löwenzahnblätter waschen und schneiden und mit Olivenöl, Essig, fein gehackten Zwiebeln oder Lauchzwiebeln und Salz anmachen. Hart gekochte Eier oder veganes Rührei mildern den etwas bitteren Geschmack. Man kann auch noch gemahlene Haselnüsse oder Soyoghurt dazugeben.

Rezept 4

Für den lauwarmen Salat brauchen Sie 4 Hände voll junger Löwenzahnblätter, 1 Zwiebel, 2 EL Sonnenblumenkerne, etwas Sonnenblumenöl, 1 EL Honig (alternativ Löwenzahn-Sirup, Rezept → Seite 137, oder Ahornsirup), etwas Apfelessig und Salz und Pfeffer.
Löwenzahnblätter waschen und in eine Schüssel geben. Zwiebel würfeln. Sonnenblumenkerne ohne Fett anrösten, Öl und Zwiebel zugeben, goldgelb braten, Honig hinzufügen und mit dem Essig ablöschen. Alles über den Salat geben, gut unterheben und durchziehen lassen.[76]

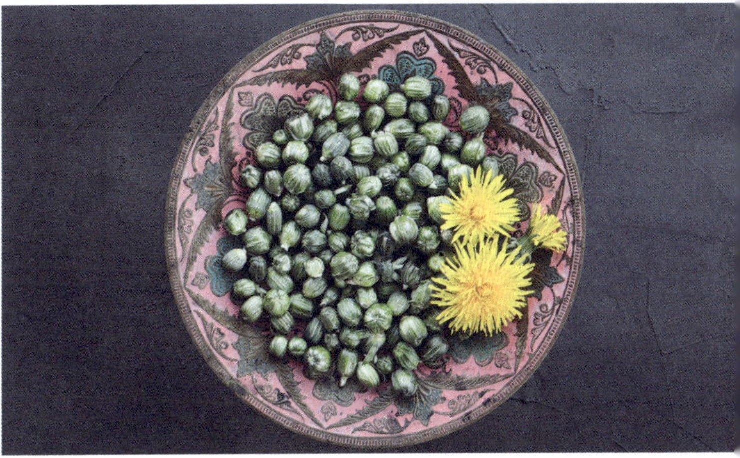

Löwenzahnknospen

Gemüsebeilage aus Löwenzahnknospen

Braten Sie Löwenzahnknospen in Kokosöl oder Olivenöl an, und würzen Sie sie mit Salz und Pfeffer. Sie sind eine leckere Gemüsebeilage zu Kartoffel- oder Süßkartoffelstampf. Das Gemüse schmeckt auch gut mit veganem Reibekäse überbacken.

Gedünstetes Löwenzahn-Gemüse

Zarte Löwenzahnblätter zerschneiden und in Salzwasser weich dünsten. Mit etwas Zitronensaft und Gewürzen abschmecken und mit etwas Dinkel-Vollkornmehl binden. Zum Servieren eine Soße nach Wahl reichen.

Löwenzahn-Püree

Löwenzahnblätter klein schneiden, Kartoffeln schälen, schneiden, würzen und kochen, mit dem Löwenzahn vermischen und anschließend mit etwas Olivenöl pürieren. Passt gut zu Brat- und Grillgerichten.

Löwenzahnrosetten nach russischer Art

Die Blattrosetten werden zeitig im Frühjahr gestochen, gewaschen und zerkleinert und in einer 5-prozentigen Salzlösung gekocht, dann mit Paniermehl bestreut und gebraten. Dazu passen gut gebratenes veganes Hackfleisch und Pellkartoffeln oder Kartoffelstampf. In Russland werden die Rosetten zusammen mit Hackfleisch verzehrt und gelten als Delikatesse.[77]

Lauwarmer Linsensalat mit gebratenen Löwenzahnwurzeln[78]

Man braucht hierfür 1 Tasse Löwenzahnwurzelstücke, 1 kleines Bund Schnittlauch oder Frühlingszwiebeln, 1 Tasse Vogelmierenblätter oder Gänseblümchenrosetten, 1 säuerlichen Apfel, 3 EL Sonnenblumenkerne oder Haselnüsse, 500 g rote Linsen, etwas Olivenöl zum Braten und 1 Paket veganen Schinken.
Fürs Dressing benötigt man 1 TL milden Senf, 3 EL guten Apfelsaft, 1 TL Apfelessig, Salz, Pfeffer, 150 ml

Sonnenblumenöl und gemahlene Bockshornkleesamen. Löwenzahnwurzeln waschen und schneiden und etwa 20 Minuten wässern. Schnittlauch und Vogelmiere schneiden, Apfel schälen und ohne Kerngehäuse würfeln, Sonnenblumenkerne/Haselnüsse grob hacken und ohne Fett in einer Pfanne rösten und wieder abkühlen lassen. Linsen in Salzwasser garen und anschließend abschrecken, um den Garprozess zu unterbrechen, damit sie nicht zerkochen. Inzwischen alle Dressingzutaten gut miteinander verrühren und das Dressing abschmecken. Alle Salatzutaten mischen und mit dem Dressing marinieren. Löwenzahnwurzeln in etwas Öl anbraten, veganen Schinken kleinschneiden; beides unter den Salat heben und noch lauwarm servieren.

Löwenzahn-Semmelknödel[79]

Man braucht hierfür 400 g altbackene Dinkel-Vollkornbrötchen, 300 g geriebenen veganen Käse, 1 Handvoll Löwenzahnwurzeln, 1 Handvoll Löwenzahnblätter, 1 Zwiebel, 1 Knoblauchzehe, Öl, 200 ml Mandelmilch, veganen Ei-Ersatz für 4 Eier, Salz und Pfeffer.
Brötchen würfeln und in eine Schüssel geben, Käse zufügen, Löwenzahnwurzeln putzen und grob schneiden, Löwenzahnblätter waschen und grob schneiden. Zwiebel und Knoblauch schälen, schneiden und in etwas Öl anschwitzen, Löwenzahnwurzeln hinzufügen und mitdünsten, Blätter in die Pfanne geben und kurz zusam-

menfallen lassen. Milch dazugießen und Ei-Ersatz unterrühren. Alles über die Brötchenwürfel geben, pfeffern und salzen und 10 Minuten ziehen lassen. Mit nassen Händen gleich große Knödel formen, in Frischhaltefolie wickeln und in ganz leicht simmerndem Wasser im offenen Topf in ca. 20 Minuten gar ziehen lassen. Die Knödel schmecken kurz in Olivenöl angebraten lecker zu einem frischen Salat.

Löwenzahn-Brotaufstrich

2 Handvoll Löwenzahnblüten ohne die grünen Böden – einfach abknipsen – mit 120 Gramm weicher Pflanzenbutter, 1 TL Blütenhonig oder Dattelsirup, etwas Meer- oder Steinsalz und 1 Handvoll frischer Kresse in einer Schüssel gut verrühren und abschmecken. Dieser leckere Brotaufstrich hält sich in sauberen Gläsern im Kühlschrank etwa 1 Woche.

Löwenzahn-»Oliven«[80]

Man braucht hierfür 300 ml Weinessig mit 6-prozentigem Alkohol, 2 EL Zucker, 3 TL Salz, Olivenöl, 2–3 Knoblauchzehen, 1 Chilischote und 1 Litermaß feste Löwenzahnknospen.

Aus Essig und Gewürzen einen Sud herstellen und abkühlen lassen, bis er lauwarm ist. Die trockenen Knospen damit begießen. Mit einem Unterteller bedecken, um sicherzustellen, dass alle »untergetaucht« sind. Nach 4 Wochen abseihen, in Schraubgläser mit etwas Platz nach oben füllen und bis oben hin mit Olivenöl bedecken. Diese »Löwenzahn-Oliven« halten sich so bis zu einem Jahr.

Löwenzahn-Pesto

Olivenöl und Nüsse – zum Beispiel Walnüsse oder Pinienkerne –, Knoblauch, Pecorino oder veganen Käse (den zum Überbacken) und Löwenzahnblätter so lange pürieren, bis eine sämige Masse entstanden ist. Mit Vollkornbrot oder zu Vollkornreis servieren.

Löwenzahn-Pesto mit Pinienkernen

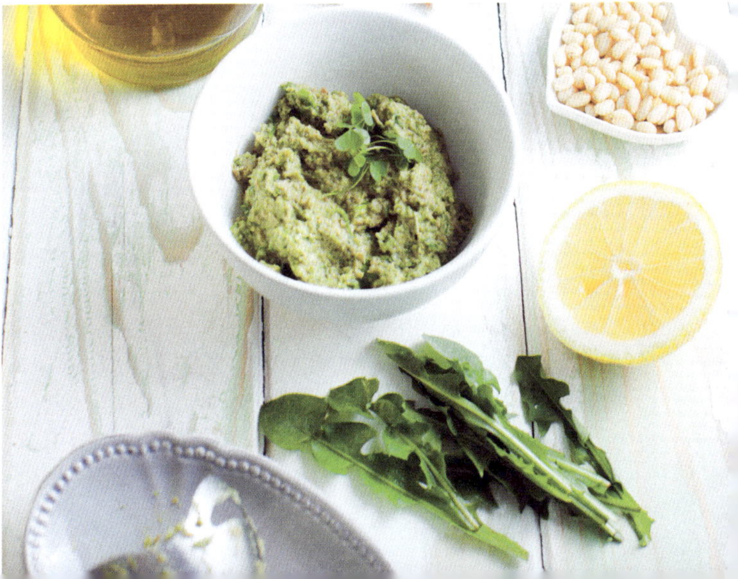

Eingelegter Löwenzahn

Geschnittene Löwenzahnblätter in Salzwasser kochen. Dann heiß in keimfrei ausgespülte Einmachgläser füllen und schnell verschließen. Die eingemachten Löwenzahnblätter als kalte Beigabe zu allerlei Gerichten verwenden.

Löwenzahn-Bratlinge

Säubern und zerkleinern Sie Löwenzahnblätter. Würzen Sie sie mit Salz und Pfeffer, und dünsten Sie sie weich. Mit Mehl und auf Wunsch mit Ei-Ersatz oder Ei zu einem Teig verkneten. Dann zu flachen Bratlingen formen und beidseitig backen.

Grüne Löwenzahn-Creme

Rezept von Halima Neumann
Sie brauchen 100 g Löwenzahnblätter und 100 g Brennnesselblätter samt der proteinreichen Brennnesselsamen. Verflüssigen Sie sie mit 1 saftigen Biogurke (etwa 200 g) oder 1 grünen Zucchini samt Schale und dem Saft einer halben Zitrone sowie 50 ml Wasser im Mixer zu Mus. Danach mixe ich 1 kleine Zwiebel oder 2–3 Knoblauchzehen unter, gebe etwas Salz und 3 EL Kokosöl sowie entsteinte grüne Oliven dazu. Mit Avocado-Zugabe zum Schluss im Mixer hält sich die sämige

Mocho luftdicht verschlossen im Kühlschrank für zwei Tage; ohne Avocado, dafür mit Kokos- oder Omega-3-Öl, 5–6 Tage.

INFO

EINE SÜẞE VARIANTE

Für etwas Süßes und um den bitteren Löwenzahngeschmack abzumildern, gebe ich etwas grünes Stevia-Blattpulver oder Xylit dazu. Habe ich genügend Löwenzahnblätter zur Hand, mixe ich 150 g noch bissfest gegarte Süßkartoffeln samt Kochsud mit, das ergibt mit Kokosöl- oder Avocado-Zugabe eine köstliche Cremespeise.

Eine süße Sünde

Löwenzahn-Schokocreme

Rezept von Halima Neumann

Ein Genuss ist auch die Löwenzahn-Zartbitter-Schokocreme, die auch der Leber guttut. 100 g Löwenzahnblätter und 1 EL geriebene Bio-Zitronenschale mit Hafer- oder Kokosmilch zu einer sämigen Konsistenz verflüssigen. Dann 200 g gegarte Süßkartoffel samt Schale oder Karotten einmixen, mit 1 Prise Salz und Chilipulver würzen und 2–3 TL Carob/Johannisbrotmehl dazugeben. Zum Schluss ½ Avocado unterziehen und für einen nussigen Geschmack die Cremespeise mit 3 EL Chufa-

Bio-Erdmandelpulver anreichern. Wer eine rote Schokocreme-Variante möchte, mixt die Löwenzahnblätter anstelle von Pflanzenmilch mit Bio-Rote-Bete-Saft und etwas Zitronenschale, 1 Prise Salz, Bio-Ingwerpulver oder frisch geriebener Ingwerwurzel, 2 TL Carob-Pulver, 2 EL Chufa-Mehl und gibt zum Schluss noch 1 geschälte und entsteinte Avocado hinzu. Guten Appetit!

Getränke

Tee

Standardrezept Blättertee

Ein paar Stiele Löwenzahnblätter mit kochendem Wasser übergießen und 8–10 Minuten ziehen lassen, damit die Polyphenole ins Kochwasser übergehen können. Auf Wunsch mit Honig, Stevia oder Ahornsirup süßen. Wenn man zur einen Hälfte Blüten und zur anderen Blätter nimmt, schmeckt der Tee milder.

Wurzeltee

Gesäuberte, klein geschnittene Wurzeln mit heißem Wasser überbrühen und 8–10 Minuten ziehen lassen. Auf Wunsch mit Stevia, Honig oder Ahornsirup süßen. Alternativ können Sie die Wurzeln über Nacht in kaltem Wasser einweichen, am Morgen darauf erhitzen, 10 Minuten köcheln lassen und abseihen.

Blütentee

1 Handvoll Blüten pro 1 Liter Wasser mit heißem Wasser aufgießen. Nach Bedarf mit Honig, Ahornsirup oder Stevia süßen. Nimmt man nur die gelben Blütenblätter, schmeckt der Tee süßlich-mild.

Smoothie & Co.

Löwenzahn-Saft

Entsaften Sie gesäuberte Löwenzahnblätter zum Beispiel zusammen mit Äpfeln oder Ananas (oder einem Obst Ihrer Wahl), und genießen Sie einen erfrischenden, gesunden Saft nach Wunsch.

Löwenzahn-Smoothie

Rezept 1

Mixen Sie 2 Handvoll Löwenzahnblätter mit 1 Banane, ein paar Datteln (natürlich entkernt), 1 Scheibe Bio-Zitrone, 2 Messkellen »Bio Basics« (Gemüse- und Kräuterkonzentrat, Demeter-Qualität) und Wasser (Menge nach Wunsch) zu einem Smoothie.

Rezept 2

Geben Sie 1 Handvoll Löwenzahnblätter, ½ Handvoll Kresse, ½ Mango, ½ Handvoll Petersilie, ¼ Gurke, 2 Kiwis, 250 g Wirsingblätter, 2 Messkellen »Bio Basics« sowie 50–100 Milliliter Wasser in den Mixer, und pürieren Sie alles.

Rezept 3

Geben Sie 1 Handvoll Löwenzahnblätter, 1 Karotte, ⅓ Gurke, 2 Birnen, ¼ Ananas, 3 Datteln, 2 Messkellen »Bio Basics« und 300 ml Wasser in den Mixer. Alles gut durchmixen und genießen!

Löwenzahn-Wurzelkaffee

Löwenzahnwurzeln ernten, waschen und mit einer Gemüsebürste sauber schrubben. Wurzeln in 2 cm dicke Stücke schneiden und in einer Pfanne ohne Fett rösten, dabei mehrmals umrühren, bis sie braun sind und ein feines Röstaroma entstanden ist. Alternativ kann auch im Ofen bei 110 °C langsam geröstet werden, bis die Stücke dunkelbraun und durchgeröstet sind. Abkühlen lassen und verschlossen kühl, dunkel und trocken lagern. Die gerösteten Wurzelstücke erst unmittelbar vor der Zubereitung in einer Kaffeemühle mahlen, in Wasser aufkochen und abfiltern. Bitterer Löwenzahnkaffee kann durch Pflanzensahne oder Sahne milder gemacht werden.

INFO

LÖWENZAHN-SIRUP[81]

Man braucht hierfür 1 Litermaß voll frischer, pollenreicher Blüten, 1 Zitrone und 1 kg Zucker. Man kocht 1 l Wasser auf, gießt ihn über die Blüten und lässt alles 10 Minuten ziehen. Dann abseihen und die Blüten gut ausdrücken. Zitrone auspressen, 1 l Blütensud abmessen, Zitronensaft und Zucker zugeben und in einem großen flachen Topf bis fast zum Siedepunkt erhitzen. Jetzt hält man den Sirup für mehrere Stunden so heiß, dass er dampft, um ihn einzukochen. Er darf dabei nicht kochen, weil dann der Zucker karamellisiert und alles braun und bitter wird, was aber nicht am Löwenzahn liegt. Spätestens nach 1½ Stunden geringer Hitze muss man damit beginnen, regelmäßig zu rühren, damit die Masse nicht kocht. Nach 2 Stunden sollte man regelmäßig die Konsistenz von ein paar Tropfen auf einem kalten Teller überprüfen. Wenn der kalte Sirup einem goldenen Honig ähnelt, der nicht mehr sofort vom Brötchen laufen würde, kann er in saubere Schraubgläser abgefüllt und verschlossen werden. Dieser Sirup eignet sich ebenso wunderbar aufs Brötchen wie zu Eierkuchen oder anstelle von Ahornsirup ins Müsli oder zu Pancakes mit Obst.

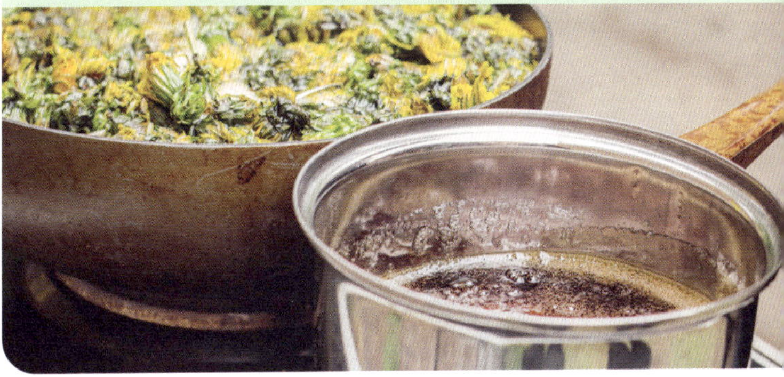

Löwenzahn für Naturfreunde

Gärtner können sich eigentlich über Löwenzahn in ihrem Garten freuen. Mit ihren tief reichenden Pfahlwurzeln bricht der Löwenzahn verdichteten Boden auf und erleichtert anderen Pflanzen, im Boden Fuß zu fassen. Der Löwenzahn durchdringt sogar Pflugsohlenverdichtung und zwängt sich durch Risse in Asphaltdecken. Die tief dringenden Wurzeln saugen Nährstoffe und Spurenelemente (so z. B. Kalium, Kieselsäure, Schwefel, Mangan und Zink) aus dem Boden nach oben und machen sie auch anderen Pflanzen verfügbar. Diese wertvollen Stoffe kommen dem Humus, anderen Pflanzen und letztlich

Die Wurzelernte

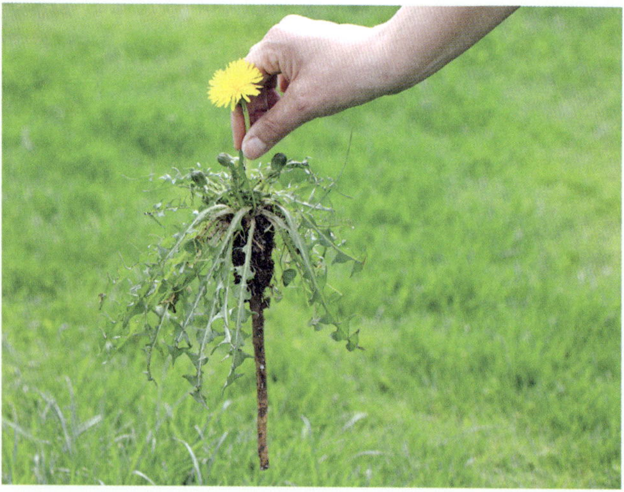

EXTRA

auch Tier und Mensch zugute, welche diese Pflanzen essen. Sein Stickstoffhunger verhilft überdüngten Böden zur Gesundung. Die eng am Boden aufliegende Blattrosette sorgt dafür, dass Feuchtigkeit im Boden gehalten wird.
Wolf-Dieter Storl weist darauf hin, dass die Blütenpollen beim Verstäuben große Flächen feinstofflich düngen und besonders viele Spurenelemente enthalten, wie Bor, Strontium, Mangan, Nickel, Molybdän, Kobalt und Kupfer. In Mischkultur erhöht Löwenzahn die Eisenaufnahme anderer Pflanzen. Auf Baumscheiben hilft er gegen Chlorose, eine Eisenmangelkrankheit, weil der Löwenzahn das Eisen im Boden aufschließt. Löwenzahnblätter verbessern den Kompost.[82]
Der Regenwurmbesatz vergrößert sich, was zur Humusbildung hilft. Regenwasser kann schneller abgeleitet werden und kommt so dem Boden zugute. Erdbeerpflanzen profitieren vom Löwenzahn. Dieser strömt nämlich Ethylengas aus, was zum schnelleren Austreiben und Reifen der Pflanzen beiträgt. Lassen Sie also in Ihrem Erdbeerbeet ruhig ein paar Löwenzahnpflanzen stehen, oder siedeln Sie welche dort an.
Bei zu üppigem Löwenzahn-Bewuchs empfiehlt Wolf-Dieter Storl, ihn zu pflücken, eine Jauche herzustellen und mit der Brühe anderes Gemüse zu düngen. Wie bei der Brennnesseljauche empfehle ich, die Jauche 1 zu 10 zu verdünnen, ehe man sie verteilt. Die Löwenzahn-Jauche ist eine ideale Kaliumquelle.

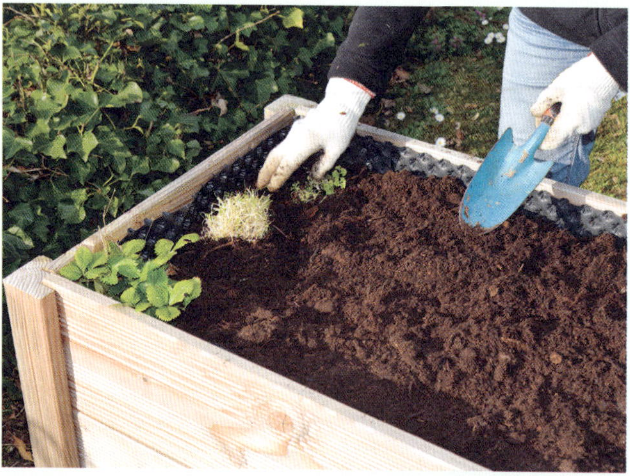

Löwenzahn eignet sich auch fürs Hochbeet, planen Sie ihn bei der Bepflanzung rechtzeitig mit ein.

EXTRA

Da der Löwenzahn als Nahrung und Heilmittel immer beliebter wird, lohnt es sich, für ihn ein Eckchen im Gartenbeet zu reservieren. Der Boden sollte dafür humos sein, relativ leicht und tiefgründig. Diese Bedingungen erfüllt zum Beispiel ein Hochbeet mit entsprechender Erde oder ein großer Blumentopf. Halbschatten oder Schatten wird vom Löwenzahn toleriert und führt dazu, dass die Blätter milder werden als an einem sonnigen Standort. Wurzeln hingegen werden an sonnigeren Standorten stärkereicher. Wer Löwenzahn säen will, macht das entweder im zeitigen Frühjahr oder im September und deckt die Samen nur dünn mit Erde ab.

Pflanzabstände sind etwa 15 zu 15 Zentimeter. Wer durch Lichtentzug weniger Bitterstoffe in der Pflanze haben will, bedeckt die Austriebe im Frühling mit einem schweren Tontopf, damit er darunter nur bleiche Blätter treibt. Für eine gute Ernte braucht es natürlich eine gewisse Menge an Töpfen. Alternativ kann man die im Spätwinter ausgegrabenen Wurzeln in feuchtem Sand in einen dunklen Eimer im dunklen Keller einlegen, oder auch in der warmen Küche mit einem zweiten dunklen Eimer als Deckel. Schon 4–7 Tage später hat man schmackhaften Blattsalat.[83]

Bei Löwenzahn ist alles essbar!

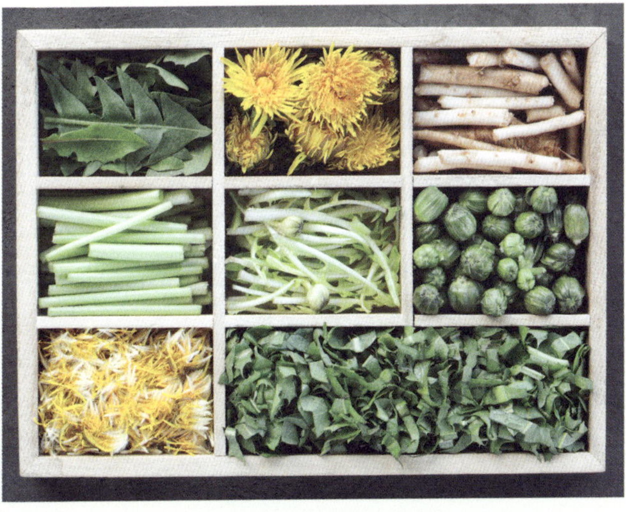

Löwenzahn und sein Nutzen für Tiere

EXTRA

Regenwürmer legen gern ihre Brutkokons unter dem Löwenzahn ab. Unzählige, noch glasig-bleiche Würmchen halten sich mit Vorliebe in der Nähe dieser Wurzeln auf. Jeder Gärtner weiß oder sollte wissen, wie wichtig Regenwürmer für die Humusbildung und Bodengesundheit sind. Regenwürmer sind nach Rudolf Steiner »die Kuh des Ackers« und produzieren den besten Dünger der Welt: Regenwurmkot. Außerdem drainieren sie den Boden durch ihre Gänge bis zu einer Tiefe von vier Metern und sorgen damit dafür, dass der Regen wie bei einem Schwamm gut abfließen kann. Wichtig für die Zukunft, denn Starkregenereignisse, so die Klimatologen, werden zunehmen. Regenwürmer werden übrigens durch Kunstdünger und Spritzgifte »vergrault«. Ist das vielleicht einer der Gründe dafür, warum Flüsse so oft über die Ufer treten? Der verdichtete Boden kann das viele Wasser gar nicht mehr aufnehmen, und die Flüsse sind überfordert. Auch für Bienen und Wildbienen ist der Löwenzahn eine sehr beliebte Weide. Löwenzahnhonig ist eine Delikatesse, für einen Kilo dieses Honigs müssen Bienen mindestens 100 000 Löwenzahnblüten anfliegen. Viele Vögel wie zum Beispiel Spatzen fressen Löwenzahnsamen. Sie picken dabei auch manch hungrigen Käfer weg. Der homöopathisch verdünnte Vogelkot

trägt nach Wolf-Dieter Storl mit zur Düngung des Bodens bei. Er empfiehlt den Gärtnern, den Löwenzahn nicht länger als »Unkraut« zu betrachten, sondern als Gartenhelfer, Salat- oder Heilpflanze zu titulieren.[84]
Millionen von Löwenzahnsamen am Fallschirm sind ein willkommenes Futter für zahlreiche Vogelarten. Die Pflanze blüht schon in den ersten wärmeren Tagen des auslaufenden Winters und stellt für Körnerfresser wie zum Beispiel Grünfink, Sperling, Meisen, Gimpel, Ammern, Buchfink und Stieglitz mit ihren reifen Nüsschen eine beliebte Futterquelle dar. Bei diesen Vogelarten ist der Schnabel deutlich kräftiger, dicker und kürzer als bei Weichfressern. Man kann Finken im Gras herumhüpfen sehen, die den Reifezustand der Samen begutachten und vorzugsweise die reifen herauspflücken. Man

Der Stieglitz auf Futtersuche

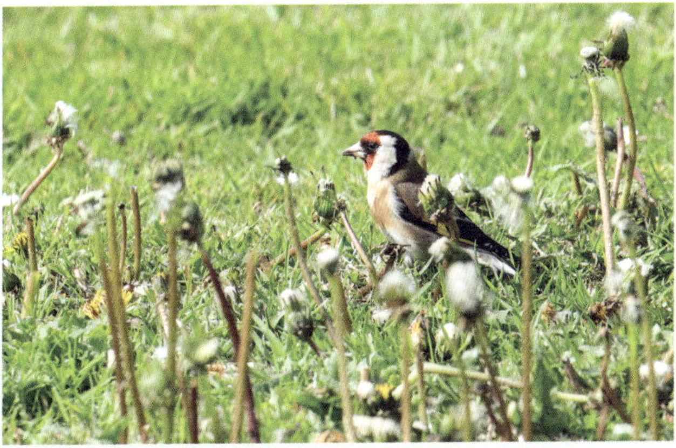

EXTRA

könnte jetzt denken: Bleibt ihnen der trockene Fallschirm denn nicht im Hals stecken? Dafür wenden die Finken einen Trick an: Mit ihren scharfen Schnabelkanten schneiden sie die ungenießbaren, silbrigen Flughaare ab, bevor sie sie hinunterschlucken.

Ich empfehle Vogelfreunden, mit dem ersten Rasenmähen nach dem Winter so lange zu warten, bis sich aus den gelben Blüten die filigranen weißen Fruchtstände entwickelt haben. Zumindest könnten Sie im Rasen kleine »Löwenzahninseln« aussparen. Auch wenn die Pflanze in Fugen von Plattenwegen oder Terrassen oder in Löchern von Rasengittersteinen wächst, lade ich Sie ein, die Pflanze nicht auszustechen, sondern wachsen zu lassen, weil sie dann nicht nur das ganze Jahr Insekten Pollen und Nektar liefert, sondern das Nahrungsangebot vieler Finkenvögel bis in den Herbst hinein bereichert.

In alten Kräuterbüchern wird empfohlen, Pferden, die nicht fressen wollen und Probleme beim Wasserlassen haben, frischen Löwenzahn unters Futter zu mischen und in ihr Trinkwasser zu legen, dasselbe galt bei Blaseninfektion und Beinschwellungen.[85] Bei aller Art von Verdauungsbeschwerden gab man Pferden Löwenzahn zu fressen, so viel sie wollten. Für Pferdefreunde ist wichtig zu wissen, dass junge Löwenzahnblätter im Frühling, wenn die Pferde wieder auf die Weide dürfen, durch ihre Bitterstoffe die Verdauung der eiweißreichen Gräser verbessern. Dies gilt natürlich auch für Kühe und andere Weidetiere. Ist die Wiese überdüngt, entwickelt der

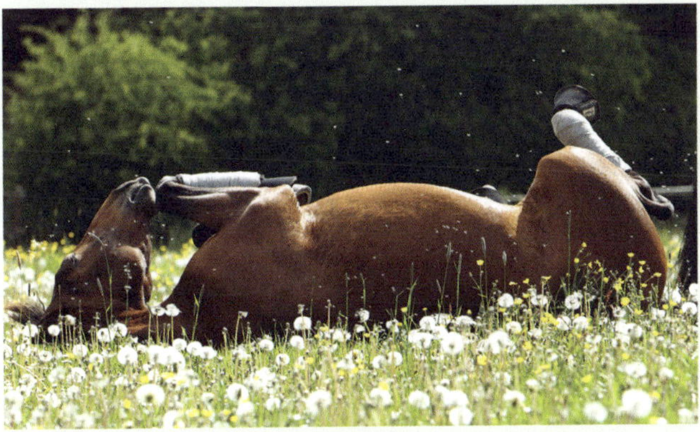

Entspanntes Wälzen auf der Löwenzahnweide

Löwenzahn dafür aber zu wenige Bitterstoffe und selbst zu viel Eiweiß. Es wird empfohlen, Nagern, Hamstern, Meerschweinchen und Kaninchen einige Milligramm, Hunden und Katzen einige Gramm und Pferden bis zu 25 Gramm ins Futter zu mischen.[86] Was sagt die Wissenschaft zur Phytotherapie für Tiere mit Löwenzahn? Selbst bei Tieren mit Brust- bzw. Gesäugekrebs zeigte sich eine krebshemmende Wirkung, wenn man ihnen Löwenzahnwurzelextrakt gab.[87] Gesunde Körperzellen wurden vom Extrakt nicht beeinträchtigt.

Wenn Ihr Haus- oder Nutztier Löwenzahn mag, würde ich es mit ins Futter geben und bei gesundheitlichen Problemen ausprobieren, ob es hilft. Wer noch tiefer in das Thema Heilpflanzen für Tiere einsteigen will, findet bei den Literaturempfehlungen hinten einige Werke, siehe Seite 148.

Ausblick

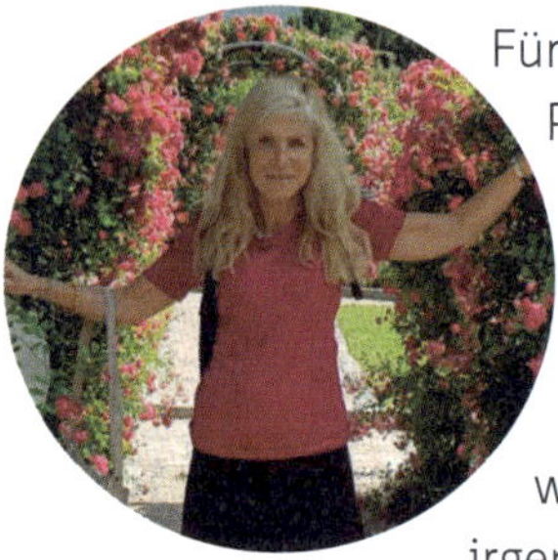

Für mich ist der Löwenzahn eine Pflanze der neuen Zeit, die wir gerade jetzt sehr gut brauchen können. Seit Jahrtausenden steht sie uns zur Seite und ist vielleicht noch nie so notwendig gewesen wie heute. Wer weiß, ob wir nicht irgendwann wieder einer Zeit von Nahrungsmangel und Hunger entgegensehen? Mit dem nährstoffreichen Löwenzahn haben wir schon viel Gutes im Rucksack. Für mich ist der Löwenzahn ein Freund, auf den jederzeit Verlass ist und mit dem wir auch in bewegten Zeiten seelisch und körperlich Oberwasser behalten. Gleichzeitig schützt diese potente Heilpflanze vor Demenz und Alzheimer und lässt uns gesund alt werden.

In Frankreich finden Sie Löwenzahnblätter als Gemüse auf jedem Wochenmarkt, in Großbritannien in der Tiefkühltruhe in jedem Bioladen. So weit sind wir in Deutschland noch nicht. Möge dieses Büchlein einen Beitrag leisten, dass sich die Wertschätzung gegenüber dieser unterschätzten Heilpflanze entwickelt und der Löwenzahn endlich den Respekt und die Anerkennung genießt, die er verdient.

INFO

BONUSKAPITEL

Über den Löwenzahn gibt es noch viel mehr zu erzählen. Wenn Sie sich für die besondere Wirkung der Bitterstoffe oder die spirituelle Bedeutung des Löwenzahns interessieren, werden Sie hier fündig.

Auch können Sie sich über Studien zur Krebsforschung oder Diabetes Typ II im Hinblick auf den Löwenzahn informieren.

Eine PDF-Datei mit den vier Bonuskapiteln finden Sie zum kostenlosen Download auf der Produktseite dieses Buchs unter www.mankau-verlag.de.

Sie können die Autorin erreichen unter:

Barbara Simonsohn • Holbeinstr. 26 • 22607 Hamburg
Tel. 0 40-89 53 38
info@barbara-simonsohn.de
www.Barbara-Simonsohn.de

(Bei schriftlichen Anfragen bitte ich um einen frankierten Rückumschlag.)

INFO

WILDKRÄUTER-SEMINARE

Ich gebe – derzeit nur im Hamburger Raum – spezielle Wildkräuter-Seminare, in denen wir nach einem einführenden Vortrag gemeinsam Kräuter sammeln und verarbeiten. Lernen Sie u. a. frischen Löwenzahnwurzel-Kaffee und schmackhaftes Brennnessel-Gemüse kennen und schätzen! Erfragen Sie einfach den nächsten Termin und weitere Informationen per Mail an: info@barbara-simonsohn.de

Literaturempfehlungen

Daniels, Willi: Prostata Karzinom Metastasen, BoD, Norderstedt 2022

Fleischhauer, Steffen Guido, Guthmann, Jürgen und Spiegelberger, Roland: Enzyklopädie Essbare Wildpflanzen, AT-Verlag, Aarau 2022

Gaudenti, Heike Rosa Maria: Also sprach der Löwenzahn, 2018

Heiß, Erich: Wildgemüse und Wildfrüchte, Lebenskunde Verlag, Düsseldorf

Igelbrink, Bettina: Löwenzahn und Hagebutte, Verlag an der Ruhr, Mülheim 2021

Inchauspé, Jessie: Der Glukose-Trick, Heyne Verlag, München 2022

Maurer, Nicole: Wildkräuterliebe, Freya Verlag, Engerwitzdorf 2021

Nadig, Alexandra: Heilpflanzen für Hunde, Franckh-Kosmos, Stuttgart 2013

Neumann, Halima: Grüne Lebenselixiere aus dem Schoß der Erde, Fürhoff Verlag, Starnberg 1999

Nitzsche, Grit: Löwenzahn, aromatisch und gesund, BuchVerlag für die Frau, Leipzig 2021

Reichling, Jürgen, u. a.: Heilpflanzenkunde für die Veterinärpraxis, Springer Medizin Verlag, Berlin-Heidelberg 2008

Ruoff, Marianne: Löwenzahn und Löwenkraft, AT Verlag, München 2020

Schilcher, Heinz und Kammerer, Susanne: Leitfaden Phytotherapie, Urban & Fischer, München 2003

Simonsohn, Barbara: Die Reiki-Schule für Einsteiger, Schirner, Darmstadt 2017

Simonsohn, Barbara: Artemisia annua – Heilpflanze der Götter, 8. Auflage, Mankau Verlag, Murnau a. Staffelsee 2022

Simonsohn, Barbara: Azidose-Therapie, Schirner Verlag, Darmstadt 2017

Simonsohn, Barbara: Brennnessel – das Wunderkraut für Gesundheit, Küche und Schönheit, 2. Auflage, Mankau Verlag, Murnau a. Staffelsee 2022

Simonsohn, Barbara: Die 5 »Tibeter« ganz einfach, Schirner Verlag, Darmstadt, 2020

Simonsohn, Barbara: Die Heilkraft der Afa-Alge, Jim Humble Verlag, Roermond NL 2018

Storl, Wolf-Dieter: Der Kosmos im Garten, AT Verlag, Aarau 2001

Storl, Wolf-Dieter: Die »Unkräuter« in meinem Garten, Gräfe und Unzer, München 2021

Tolnai, Martina: Löwenzahn – Wohltuendes aus der Natur, Tosa GmbH, Fränkisch-Crumbach 2019

Treben, Maria: Heilkräuter aus dem Garten Gottes, Heyne Verlag, München 1988

Watzl, B. und Leitzmann, C.: Bioaktive Substanzen in Lebensmitteln, Hippokrates Verlag, Stuttgart 1999

Weihsbrodt, Renée und Bruno: Intelligente Ernährung – Lebendige Vitalkost mit Wildkräutern, Freya Verlag, Engerwitzdorf 2014

Wichtige Internetadressen

Weiterbildungsangebote

Chlorophyllkongress (Vortragspakete auch aus früheren Jahren noch erhältlich)
www.chlorophyllkongress.com

Azidose-Massagekurse zur Entsäuerung, inkl. Darmgesundheit, Fasten, basische Ernährung (zurzeit in Hamburg und München, auf Einladung gern auch woanders)
www.Barbara-Simonsohn.de

Reiki, authentische Seminare für Tiefenentspannung und Stressabbau und für mehr Resilienz in bewegten Zeiten (zurzeit in Hamburg und München, auf Einladung gern auch woanders)
www.Barbara-Simonsohn.de

Seminare zu »Heilpflanzen erkennen und verarbeiten«
www.heilpflanzenschule.de und www.wildkraeuterkurs.de

Wildkräuter-Kochkurse mit der Autorin Grit Nitzsche (Thema »Löwenzahn«)
www.kraeuterhof-falkenhain.de

Wildnispädagogik-Ausbildung
www.wildniswissen.de

Produkte

Bio-Löwenzahnprodukte
www.kasimirlieselotte.de und www.artemis.st

Apotheken-Spezialbedarf auch in kleinen Mengen
www.glas-shop.com

»LaVita« (Extrakt aus 70 Pflanzen)
Prof. Dr. Eric Anders
https://dr-med-eric-anders.business.site/

Bio Basics (Konzentrat aus 500 g Demeter-Gemüse und -Kräutern)
Peter Hofmann
www.ganzheitlichgesund.center

Bitter-Kautabletten mit bitteren Ballast- und Bitterstoffen aus Löwenzahn und Brennnesseln/Urbitter® Bio-Kautabletten
www.pandalis.de

Lebensmittel-Kombinationen
Bruno Weihsbrodt (Wildkräuterexperte)
www.foodkombi.de

Naturkosmetik für Haut und Haar (u.a. auf Löwenzahnbasis)
Jana Ellmer
www.herbs-and-soul.de

Naturkosmetik aus frischen Kräutern
www.siedekessel.de

Superfood-Brote z. B. auf Löwenzahn- und Brennnessel-Basis als Backmischung
Versand in alle EU-Länder
www.gregors-superfood.de

Wildkräuter in Bio-Qualität
www.kraeuterfeld.de

Endnoten

1 Ruoff, Marianne: Löwenzahn und Löwenkraft, AT Verlag, München, 4. Aufl. 2020, S. 9

2 Ebd. S. 10

3 Vgl. Nitzsche, Grit: Löwenzahn, aromatisch und gesund, BuchVerlag für die Frau, Leipzig 2021, Seite 40 ff.

4 https://www.accessdata.fda.gov., »CFR-Code of Federal Regulations« Title 21

5 Vgl. »Superfood: Heimische Alternativen zu Chiasamen, Acai und Co«, https://www.krankenkassenzentrale.de/wiki/einheimisches-superfood

6 Storl, Wolf-Dieter: Vom rechten Umgang mit heilenden Pflanzen, Bauer Verlag, S. 230

7 Vgl. Watzl, B. und Leitzmann, C.: Bioaktive Substanzen in Lebensmitteln, Hippokrates Verlag, Stuttgart 1999, S. 58

8 https://www.zentrum-der-gesundheit.de/pdf/naehrwerte-loewenzahn.pdf; www.usda.gov; www.beradent.com

9 https://www.tk.de, »essen-und-wissen«

10 Neumann, Halima: Grüne Lebenselixiere aus dem Schoß der Erde, Fürhoff Verlag, Starnberg 1999, S. 72

11 Vgl. www.naehrwertrechner.de

12 Vgl. ebd.

13 Neumann, Halima: Grüne Lebenselixiere aus dem Schoß der Erde, Fürhoff Verlag Starnberg 1999, S. 11

14 Vgl. Watzl, B. und Leitzmann, C.: Bioaktive Substanzen in Lebensmitteln, Hippokrates Verlag, Stuttgart 1999, S. 111

15 Ebd. S. 203

16 Vgl. Kenny, O., u.a.: Quantitative UPLC-MS/MS analysis of chlorogenic acid derivates in antioxidant fractionates from dandelion (Taraxacum officinale) root, Int J Food Sci Technol. 2015;50(3):766–773 (Google Scholar)

17 Vgl. Watzl, B. und Leitzmann, C.: Bioaktive Substanzen in Lebensmitteln, Hippokrates Verlag, Stuttgart 1999, S. 170

18 Vgl. Tolnai, Martina: Löwenzahn – Wohltuendes aus der Natur, Tosa GmbH, Fränkisch-Crumbach 2019, S. 33

19 George Oshawa, Begründer der Makrobiotik, als er das erste Mal in Europa einen Löwenzahn sah. Zitiert nach Storl, Wolf-Dieter: Die »Unkräuter« in meinem Garten, GU, München 2018, S. 195

20 Vgl. Chen, John K., Chen, Tina T.: Chinese Medical Herbology and Pharmacology. Art of Medicine Press, City of Industry, CA, USA 2004

21 Treben, Maria: Heilkräuter aus dem Garten Gottes, Heyne Verlag, München 1988, S. 28

22 Vgl. Tolnai, Martina: Löwenzahn – Wohltuendes aus der Natur, Tosa GmbH, Fränkisch-Crumbach 2019, S. 38

23 Vgl. ebd., S. 37

24 Dr. Hüthers Leitfaden Demenz vorbeugen – Alzheimer vorbeugen, https://www.naturheilkompass.de

25 Morris, Martha Clare u.a.: MIND diet slows cognitive decline with aging, Alzheimer & Dementia, vom 15.6. 2015

26 Vgl. Tolnai, Martina: Löwenzahn – Wohltuendes aus der Natur, Tosa GmbH, Fränkisch-Crumbach 2019

27 Ebd.

28 Treben, Maria: Heilkräuter aus dem Garten Gottes, Heyne Verlag, München 1988, S. 33

29 Diaz, Katy u.a.: Isolation and Identification of Compounds from Bioactive Extracts of Taraxacum officinale Weber ex f.H. Wigg. (Dandelion) as a Potential Source of Antibacterial Agents, Evid Based Complement Alternat. Med. 2018 Jan 1;2018:2706417

30 Vgl. Ruoff, Marianne: Löwenzahn und Löwenkraft, AT Verlag, München 2020, S. 64

31 Tran, H.T.T. u.a.: In Vitro Effect of Taraxacum officinale Leaf Aqueous Extract on the Interaction between ACE2 Cell Surface Receptor and SARS-CoV-2 Spike Protein D614 and Four Mutants, Pharmaceuticals 2021, 14, 1055, https://www.mdpi.com/journal/pharmaceuticals

32 Vgl. ebd., S. 15, und auch https://www.24garten.de/gesund-ernaehren/loewenzahn-inhaltsstoffe-natur-corona-covid-spike-protein-forscher-universitaet-freiburg-908901299.html

33 Vgl. Petlevski, R. u.a.: Effect of »antidiabetic« herbal preparation on serum glucose and fructosamine in NOD mice. Journal of Ethnopharmacology, Mai 2001, 75 (2-3):181–184

34 Greger, Dr. Michael: How Not to Die. Entdecken Sie Nahrungsmittel, die Ihr Leben verlängern und bewiesenermaßen Krankheiten vorbeugen und heilen, Narayana 2016, S. 289

35 Z.B. Jeon, H. B., u.a., »Antiflammatory activity of Taraxacum officinale«. Journal of Ethnopharmacology. Journal of Chromatography A, Oktober 2008, 1209 (1–2); 82–88. Zhan Xuemei u.a.: Protective effect of taraxasterol against LPS-induced endotoxic shock by modulating inflammatory responses in mice, Immunopharacol Immunotoxicol. 2014 Feb;36(1):11–6)

36 Vgl. Noh, Y.H.: Improvement of andropause symptoms by dandelion and rooibos extract complex CRS-10 in aging male. Nutrition Research and Practice, Dezember 2012, t (6): 505–512

37 Vgl. Treben, Maria: Heilkräuter aus dem Garten Gottes, Heyne Verlag, München 1988, S. 127

38 Ebd. S. 128

39 Vgl. Ruoff, Marianne: Löwenzahn und Löwenkraft, AT Verlag, München 2020, S. 74

40 Vgl. Treben, Maria: Heilkräuter aus dem Garten Gottes, Heyne Verlag, München 1988, S. 130

41 Vgl. Davaatseren, M., u.a.: Taraxacum officinale (dandelion) leaf extract on the body weight und diuresis of laboratory animals. Planta Medica, November 1974,26 (3):212–217; vgl. auch Choi, U.K., u.a.: Hypolipidemic and antioxidant effects of dandelion (Taraxacum officinale) root and leaf on cholesterol-fed rabbits. International Journal of Molecular Sciences, 2010, 11 (1): 67–78

42 Vgl. Treben, Maria: Heilkräuter aus dem Garten Gottes, Heyne Verlag, München 1988, S. 52

43 Vgl. z.B. Warashina, T.: Constituents from the roots of Taraxacum platycarpum and their effect on proliferation of human skin fibroblasts. Chemical and Pharmaceutical Bulletin (Tokyo), 2012, 60 (2) 205–212; Taraxacum platycarpum ist der koreanische Löwenzahn, der eng verwandt ist mit dem gewöhnlichen Löwenzahn.

44 Greger, Michael: How not do die, Narayana, Kandern, 7. Aufl. 2018, S. 288

45 Z.B Lee, B., u.a.: Effects of Taraxacum officinale on fatigue and immunological parameters in mice. Molecules, 2012, 17 (11): 1353–1365

46 Vgl. Treben, Maria: Heilkräuter aus dem Garten Gottes, Heyne Verlag, München 1988, S. 60

47 Vgl. z.B. Youn, Y.N., u.a.: Screening of Korean medicinal plants for possible osteoclastogenesis effects in vitro. Genes & Nutrition, Februar 2008, 2 (4): 375–380

48 Vgl. Treben, Maria: Heilkräuter aus dem Garten Gottes, Heyne Verlag, München 1988, S. 77

49 Z.B. über www.zentrum-der-gesundheit.de/loewenzahn-wurzel.html, abgerufen am 30.7.2022

50 Vgl. Youn, Y., u.a.: In vitro and in vivo hepatoprotective effects of the aqueous extract from Taraxacum officinale (dandelion) root against alcohol-induced oxidative stress. Food and Chemical Toxicology, Juni 2010, 48 (6): 1632–1637

51 Vgl. Davaatseren, M., u.a.: Taraxacum officinale (dandelion) leaf extract alleviates high-fat diet-induced nonalcoholic fatty liver. Food and Chemical Toxicology, April 2013

52 Vgl. Ruoff, Marianne: Löwenzahn und Löwenkraft, AT Verlag, München 2020, S. 60

53 Vgl. z.B. Pfingstgraf, Olimpia J., u.a.: Protective Effects of Taraxacum officinale L. (Dandelion) Root Extract in Experimental Acute on Chronic Liver Failure, Antioxidants (Basel). 2021 Mar 24;10(4):504)

54 Vgl. Treben, Maria: Heilkräuter aus dem Garten Gottes, Heyne Verlag, München 1988, S. 164

55 Vgl. Ruoff, Marianne: Löwenzahn und Löwenkraft, AT Verlag, München 2020, S. 75

56 Weiß, a.a.O., S. 91

57 Weiß, R. F.: Moderne Pflanzenheilkunde, Kneipp Verlag, Wörishofen 1991

58 Majewski, Michal u.a.: Phenolic Fractions from Dandelion Leaves and Petals as Modulators of the Antioxidant Status and Lipid Profile in an In Vivo Study, Antioxidants (Basel), 2020 Feb; 9(2): 131

59 Ebd.

60 Wolf-Dieter Storl in »Heilkräuter«, a.a.O., S. 159

61 Vgl. Han, H., u.a.: Inhibitory effect of aqueous Dandelion extract on HIV-1 replication and reverse transcriptase activity. BMC Complementary and Alternative Medicine, November 2011, 11:112 und W. He u.a.: Antiinfluenza virus effect of aqueous extracts from dandelion. Virology Journal December 2011, 8:588

62 Vgl. Ruoff, Marianne: Löwenzahn und Löwenkraft, AT Verlag, München 2020, S. 86

63 Whiting Dr. u.a.: Diabetic atlas: global estimates of prevalence of diabetes for 2011 and 2030, Diabetes Rs Clin Pract. 2011;94(3):311–210 (PubMed)

64 Techniker Krankenkasse, https://www.tk.de vom 26.10.2018

65 Inchauspé, Jessie: Der Glukose-Trick, Heyne Verlag, München 2022, S. 112

66 Ebd.

67 E. Fonyuy u.a. »The Physiological Effects of Dandelion in Type 2 Diabetes«, Rev. Diabet. Stud. 2016 Summer-Fall; 13(2–3): 113–131.

68 Alle Daten: Statistisches Bundesamt https://www.destatis.de

69 »Der innere Arzt – wie sich der Körper selbst heilt« vom 3.5.2017, »Süddeutsche Zeitung«, zuletzt abgerufen am 20.8.2022

70 Siehe auch Artikel »Krebs-Entstehung: Neue Indizien für Warburg-Hypothese«, https/www.spiegel.de vom 12.1.2009

71 Vgl. https://aerzteblatt.de vom 1.12.2016 »Chirurgie: Sonde erkennt Krebszellen am pH-Wert«, zuletzt aufgerufen am 20.8.2022

72 Zum Beispiel unter https://ecosh.com/ oder www.cbc.ca »Cancer-killing dandelion tea gets $175K research grant« vom 20.4.2012

73 https://www.cba.ca

74 Tolnai, Martina: Löwenzahn – Wohltuendes aus der Natur, Tosa GmbH, Fränkisch-Crumbach 2019

75 Treben, Maria: Heilkräuter aus dem Garten Gottes, Heyne Verlag, München 1988, S. 26

76 Aus Nitzsche, Grit: Löwenzahn, aromatisch und gesund, BuchVerlag für die Frau, Leipzig 2021, S. 86

77 Vgl. Storl, Wolf-Dieter: Die »Unkräuter« in meinem Garten, Gräfe und Unzer, München 2021, S. 162

78 Rezept vegetarisch abgewandelt nach Nitzsche, Grit: Löwenzahn aromatisch und gesund, BuchVerlag für die Frau, Leipzig 2021, S. 90 ff.

79 Rezept vegetarisch abgewandelt nach Nitzsche, Grit: Löwenzahn aromatisch und gesund, BuchVerlag für die Frau, Leipzig 2021, S. 98 ff.

80 Vgl. Nitzsche, Grit: Löwenzahn, aromatisch und gesund, BuchVerlag für die Frau, Leipzig 2021, S. 84

81 Rezept aus Nitzsche, Grit: Löwenzahn, aromatisch und gesund, BuchVerlag für die Frau, Leipzig 2021, 110 ff.

82 Vgl. »Gewöhnlicher Löwenzahn« www.biogaertner.de

83 Vgl. Nitzsche, Grit: Löwenzahn, aromatisch und gesund, BuchVerlag für die Frau, Leipzig 2021, S. 69 f.

84 Vgl. Storl, Wolf-Dieter: Die »Unkräuter« in meinem Garten, Gräfe und Unzer, München 2021, S. 161

85 Vgl. Ruoff, Marianne: Löwenzahn und Löwenkraft, AT Verlag, München 2020, S. 93

86 Vgl. www.kraeuterkontor.de

87 Nassan, M. A., u.a.: Effect of Taraxacum officinale extract on PI3K/Akt pathway in DMBA-induced breast cancer in albino rats, Biosci Rp. 2018 Dec21;38(6):BSR20180334

Sachregister

Rezeptregister

Bücher, die den Horizont erweitern

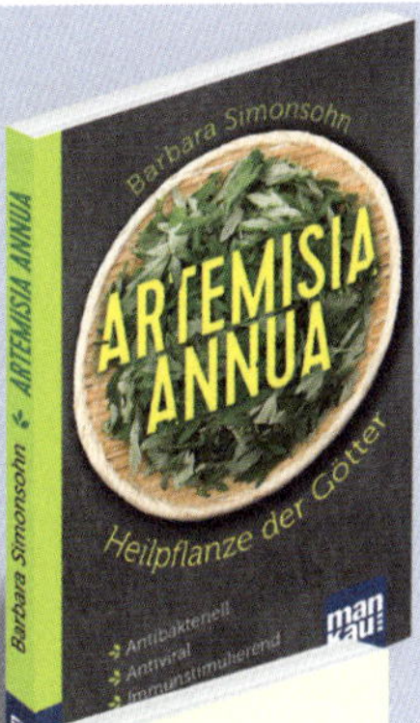

Barbara Simonsohn

ARTEMISIA ANNUA – HEILPFLANZE DER GÖTTER

8. Auflage

Antibakteriell – Antiviral – Immunstimulierend

8,99 € (D) | 9,20 € (A), ISBN 978-3-86374-474-8
Klappenbroschur, durchgehend farbig, 127 Seiten

Artemisia annua wurde zunächst durch die Wirkung des Artemisinins gegen Malaria bekannt. Doch der Einjährige Beifuß enthält über 600 weitere gesundheitlich bedeutsame Inhaltsstoffe, die u.a. antibakteriell, antiviral und immunstimulierend wirken. Studien belegen, dass das »Kronjuwel aus der Schatzkammer der TCM« auch bei Diabetes, Krebs, HIV-Infektion und sogar Covid-19 vielversprechende Wirkungen zeigt.

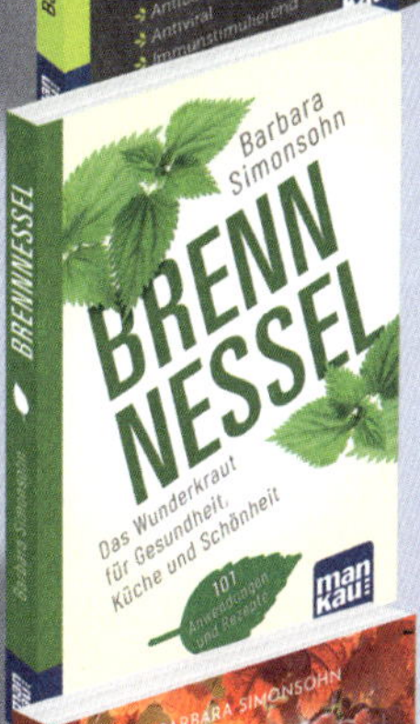

Barbara Simonsohn

BRENNNESSEL

Das Wunderkraut für Gesundheit, Küche und Schönheit.
101 Anwendungen und Rezepte

12,– € (D) | 12,40 € (A), ISBN 978-3-86374-652-0
Klappenbroschur, durchgehend farbig, 158 Seiten

Die »Königin der Beikräuter« bietet uns als Heilpflanze eine beispiellose Fülle an gesunden Inhaltsstoffen. Diese schützen u.a. Herz und Blutgefäße, wirken entzündungshemmend, schmerzlindernd und entgiftend, unterstützen das Immunsystem und die Blutbildung, stärken Knochen und Zähne und sorgen für gesundes, kräftiges Haar und schöne Haut. Nutzen Sie die Brennnessel für Gesundheit, Küche und Schönheit!

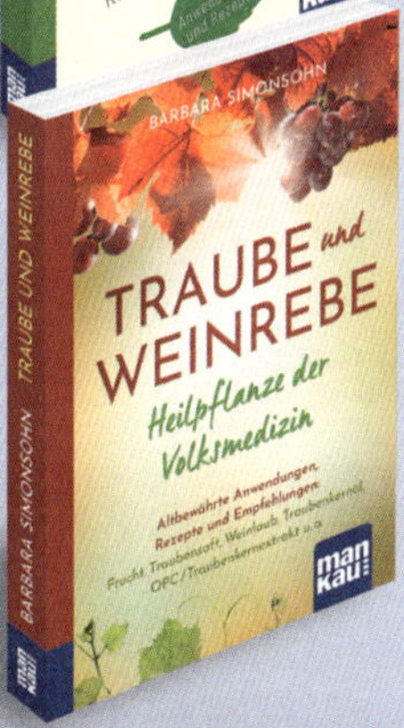

Barbara Simonsohn

TRAUBE UND WEINREBE: HEILPFLANZE DER VOLKSMEDIZIN

Heilpflanze des Jahres 2023

Altbewährte Anwendungen, Rezepte und Empfehlungen

12,– € (D) | 12,40 € (A), ISBN 978-3-86374-688-9
Klappenbroschur, durchgehend farbig, 158 Seiten

Wie viele andere Heilpflanzen ist die Weintraube reich an Vitaminen, wertvollen Mineralstoffen und gesunden Ballaststoffen – was sie jedoch so besonders macht, ist vor allem ihr Gehalt an OPC (Oligomeren Proanthocyanidinen) in den Kernen und der Schale. OPC wirken nicht nur immunstärkend, antioxidativ, antibakteriell und antiviral, sondern beugen auch Diabetes und Arteriosklerose vor, senken das Risiko für Krebs und verjüngen die Haut.

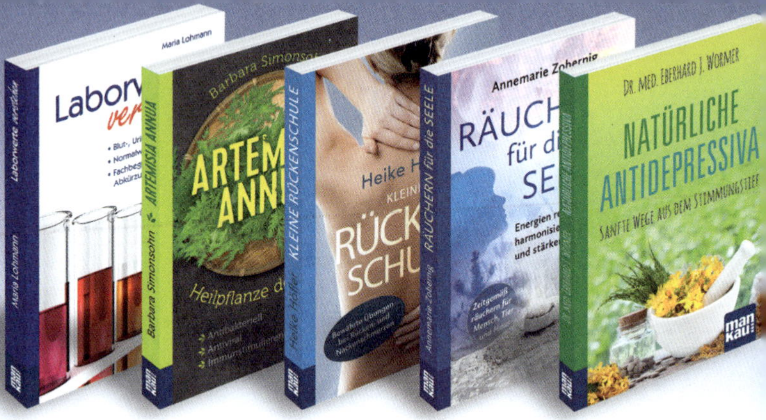

Auswahl aus unserer Kompakt-Reihe:

Baur/Thurner: **Die besten Pilates-Übungen**
ISBN 978-3-86374-272-0

Bloos: **Heilsteine**
ISBN 978-3-86374-311-6

Bueß-Kovács: **Eisenmangel**
ISBN 978-3-86374-290-4

Drach-Schauer: **Kleine Fußschule**
ISBN 978-3-86374-617-9

Donhauser: **Vegan kompakt**
ISBN 978-3-86374-252-2

Ehrmann/Hofmann: **CBD – die wiederentdeckte Naturmedizin**
ISBN 978-3-86374-560-8

Fischer: **Heimische Heil- und Vitalpilze**
ISBN 978-3-86374-563-9

Hätscher-Rosenbauer: **Kleine Augenschule**
ISBN 978-3-86374-314-7

Harnisch: **Moringa oleifera**
ISBN 978-3-86374-193-8

Haider-Wallner: **So klappt's mit dem Welt-Retten**
ISBN 978-3-86374-550-9

Höfler: **Energiequelle Beckenboden**
ISBN 978-3-86374-420-5

Alles auf einen Blick:
www.gesundheit-kompakt.info

Höfler: **Kleine Rückenschule**
ISBN 978-3-86374-329-1

Li/Klitzner: **Heiltees**
ISBN 978-3-86374-184-6

Lohmann: **Laborwerte verstehen**
ISBN 978-3-86374-158-7

Lux: **Grüne Hausapotheke für Hunde**
ISBN 978-3-86374-641-4

Lux: **Grüne Hausapotheke für Katzen**
ISBN 978-3-86374-655-1

Neumayer: **Erste Hilfe bei Hitzewallungen & Co.**
ISBN 978-3-86374-435-9

Neumayer: **Multitalent Zink**
ISBN 978-3-86374-317-8

Reik: **Sicher als Frau**
ISBN 978-3-86374-299-7

Reik: **Tai Chi für zwischendurch**
ISBN 978-3-86374-377-2

Reim: **Faszien**
ISBN 978-3-86374-287-4

Reim: **Thera-Band**
ISBN 978-3-86374-426-7

Rias-Bucher: **Garten-Smoothies**
ISBN 978-3-86374-199-0

Rias-Bucher: **Smoothies für Körper, Geist und Seele**
ISBN 978-3-86374-164-8

Röcker: **Heilen mit Bachblüten**
ISBN 978-3-86374-661-2

Schwinghammer: **Knigge kompakt**
ISBN 978-3-86374-258-4

Simonsohn: **Artemisia annua**
ISBN 978-3-86374-474-8

Simonsohn: **Löwenzahn. Wunderkra für Resilienz und Lebenskraft**
ISBN 978-3-86374-694-0

Simonsohn: **Traube und Weinrebe: Heilpflanze der Volksmedizin**
ISBN 978-3-86374-688-9

Simonsohn: **Zistrose**
ISBN 978-3-86374-611-7

Spitz/Grant: **Vitamin D**
ISBN 978-3-86374-178-5

Straubinger: **Säure-Basen-Balance**
ISBN 978-3-86374-255-3

Wolffskeel: **Die 12 Salze des Lebens**
ISBN 978-3-86374-129-7

Wormer: **Fibromyalgie**
ISBN 978-3-86374-211-9

Wormer: **Natürliche Antidepressiva**
ISBN 978-3-86374-664-3

Zobernig: **Räuchern für die Seele**
ISBN 978-3-86374-535-6

Unsere Bücher erhalten Sie bei Ihrem Buchhändler! Besuchen Sie auch unsere Internetseite mit Bestellmöglichkeit, Leseproben, Videos und Newsletter: **www.mankau-verlag.de**